最善の自然療法

自然治癒力を引き出す
命のマッサージ

米原　邦男　著

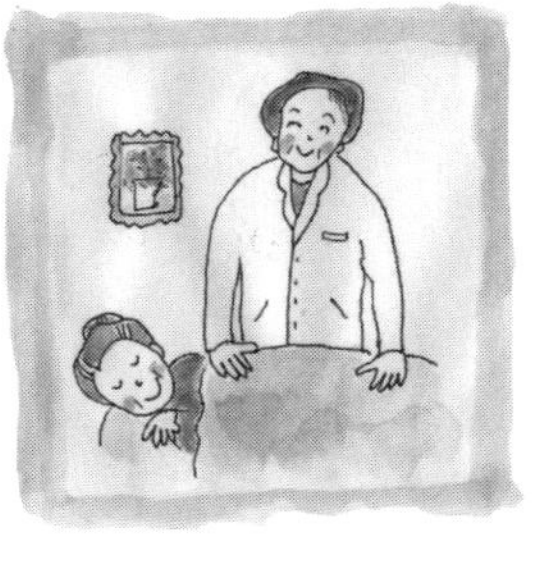

本の泉社

まず、はじめに　～みなさまにお話したいこと～

私は五〇歳を前に急速に視力が衰えました。そこで、鍼灸マッサージ師をめざすことに決め、昭和五一年四月、国立神戸視力障害センターに入所しました。このセンターは視覚障害者を支援する施設で、鍼灸マッサージ師の養成施設も兼ねています。

センターでは素晴らしい教職員、親しい仲間たちと出会い、入所してすぐに文芸サークルや民謡同好会、将棋クラブなどを立ち上げて、楽しく充実した学園生活を送りました。このころまで私の視力は多少ですがまだ残っていました。

四年半という歳月が瞬く間に過ぎ去り、いよいよ卒業も明春というころに、私は病気の原因について深く考えてみるようになりました。病気の治療をする場合、その原因をしっかりと把握する必要があると思ったのです。いろいろと調べてみると、病気の原因については、すでに専門家によって次のようにまとめられていました。

第一は、栄養のバランスが崩れること。

第二は、適当な運動のないこと。

第三は、適当な休息のないこと、以上の三つです。

健康に関する講演などでは、高名なお医者さんが必ずと言っていいほど、この三つのいずれかを話されます。医療の主管官庁である厚生労働省が毎年発行する『厚生白書』のなかにも、老後の健康な生活には、栄養のバランス、適当な運動、適当な休息、この三つが重要であると書かれています。

小泉純一郎さんが総理であったとき、国会において与党の議員が質問しました。

「小泉総理は総理大臣という激職にもかかわらず、お元気で重責を果たしておられるようですが、このことについて何か秘訣がございましたら、国民のためにぜひご披露願いたい」

これに対して小泉さんは、バランスのある栄養の摂取、適当な運動、適当な休息の三つに留意していると答弁しました。小泉さんは、厚生大臣を二度にわたって務めた人ですから、このような考え方がおのずから身に付いていたのでしょう。

私もこのような考え方に一時は納得しておりました。しかし、病気の出る年代と、この三つの原因を重ね合わせて考えてみると、少しおかしなことになると気づいたのです。病気（とくに生活習慣病）は、多くは中年以後、年齢が高くなるにつれ、だんだん多く出てきます。しかし病気の原因と言われる前述の食べ物、運動、休息の三つは、中年以前も中年以後もあまり変わりません。変わらないのに病気が出るということは、原因としてはいささか無理があると言わなければなりません。そこで私はいろいろと思考を重ねた結果、原因を二つに仮定しました。

第一は体質、第二は老化による自律神経の失調と血液の循環障害です。こう仮定すると、中年以後歳を重ねるにつれて病気が多く出るという事実を、矛盾なく説明できると考えたのです。そして、病気を予防したり治療したりするためには、中年以後の自立神経の乱れや循環系の滞《とどこお》りを調節する必要があると考えました。

療法としては、全身くまなく適当な刺激を与えるマッサージ療法が最適です。「手当」という言葉があるように、人がお互いに痛いところに手を当てたりさすったりすることは自然なことで、医療の原点であると思います。その意味で私は、マッサージ療法を自然療法の一つであると考えたわけです。

老化現象は中年以後から死にいたるまで続行するのですから、マッサージも定期的に繰り返し続けることが必要。そうすることによって、より確実に効果が期待できると考えました。

病気の原因に対するつたない考察から、私がたどり着いたマッサージという自然療法は、実行すれば効果は必ず上がるものと思いました。このことをアルバイト先の治療院の先輩に話したところ、一笑にふされてしまいました。

「そんなものはあかんわ、たかがマッサージ、せいぜい肩こりをほぐすものやがな。それに、患者はん、病気にならはったら病院に直行でっせ。治るあてもないマッサージに料金まで払って来る阿呆がおりますかいな」

その人は過去三〇年、マッサージ一筋に生きてこられた人なので、その言葉には重みがあります。言われてみれば、その通り。マッサージなるものは、肩こりをほぐすもの、あるいは旅行の疲れを旅館で癒すもの、そのくらいにしか一般的には利用されていないのです。病気となれば、お医者さんという専門家がおり、その専門家を差し置いて、治るあてもないマッサージに料金まで払って、しかも定期的に来る人はまずないであろう。残念ながら先輩の言葉は認めざるを得ないようでした。せっかくの自然療法の考え方も日の目を見ることもなく消え去ってしまうのかと、一時は気落ちして嘆きました。しかし、この療法は実施しさえすれば必ず効果があるという思いは捨て去ることができませんでした。

これは、自分で治療院を開き、直接患者さんを対象とした臨床の場において、その効果を実証する以外になしと、秘かに心を決めてセンターを卒業したのです。

郷里に帰った私は、待望の治療院を開くことができました。同時に、米子市の医院にマッサージ師として勤務し、やや早めに仕事を終えたのち、治療院に帰り腰を落ち着けて患者さんの来院を待つという体制で開業しました。七年後には病院勤務をやめて、その後治療院一筋の経営となりました。

幸い治療を目的とした患者さんにも恵まれ、二六年を経た今日においては、ガンの患者さんをはじめ、さまざまな病種の患者さんとの出会いもあり、そのほとんどが予想以上の好成績を上げることができたのです。

私の郷里は、鳥取県西部の中心都市米子市から車で三〇分ほど、中国地方の秀峰大山麓《だいせん》にある田園地帯の町です。患者さんの多くは中年以上の方ですが、マッサージを長く続けるという私の考えに共鳴し、高年齢になっても通い続けて、私の考えの実証に貢献してくださいました。そのいくつかを本文に述べました。

これは単なる偶然ではなく、この療法がいかに人体生理に合致した自然療法であるかということを実証できたのではないかと思っています。科学的な解明は一介の治療師である私にはできません。研究者によって解明されることを期待しております。

その願いをこめて、今回の本「最善の自然療法」の出版となった次第です。なお、本文中に登場してくださった患者さんのお名前はすべて仮名となっておりますので、ご了承ください。この本がきっかけとなり、みなさまの健康増進に一役かうことができましたら、これほどうれしいことはございません。

目　次

Contents

第3章　脳卒中の症例　61

第4章 糖尿病の症例

第5章 椎間板ヘルニアの症例

第8章 その他の症例

第9章 高齢者と事故による死の実例

第1章

ガンの症例

その一　胃ガンの塊が縮小した高村マサさん

高村マサさんは、治療院を開き三年ほどの時に来院しました。私も臨床経験がある程度進み、その良好な結果によりぼつぼつと自信を深めていたころです。

そんなころ、ご本人から電話がありました。

「腰を痛めて困っちょうますが、ちょっこいみてごしなはらんでしょうか（困っていますが、ちょっとみていただけないでしょうか）……」

その電話の声を聞いてびっくりしました。何とも力のない、今にも消え入りそうな声だったのです。これは、ただ単に腰の痛みだけではなく、ほかに重大な疾患があると直感しましたが、その場はさりげなく予約の日時をお伝えして電話を切りました。

当日、マサさんはお嫁さんに伴われて来院。不思議なことに、歩く足音もベッドの上に横になる音も一切しません。まるで幽霊ではないかという錯覚にとらわれるほどです。このとき私はすでに全盲になっていましたので、マサさんの姿形を目で捕らえることはできません。私の治療は、腰・膝・肩などの痛みであれ、内臓の疾患であれ、まず全身をマッサージして、神経系の乱れや循環系の滞りを整えるのを基本とします。

マサさんも、腰の痛みを治療する前に全身のマッサージをしようと、その体に手を触れたとたん、アッと驚きの声をあげるところでした。体はまるで骸骨のように痩せ細っていたからです。これで消え入るような声も、幽霊のように足音のしない理由もわかりました。

「ここまでおばあさんの体を蝕んだ病気は何ですか?」

「ガンでございますがな。死ぬのを待っちょいますだども(待っていますが)、なかなか死ねなくて困っちょいます(困っています)」

とまるで他人事のように言われます。

「どこのガンですか?」

と尋ねる私の手を取って、

「ここです」

と胃の上を触らせました。石のように硬いしこりが手に触れました。そのとき私も生まれて初めてガンというしこりに触れました。私はマサさんの体力が極端に衰えているので、普通のマッサージの刺激を避け、なるべく軽いタッチで全身をなでさすりしました。それを何回か繰り返したのち、うつ伏せで、痛みがあるという腰に鍼治療を行って施術を終えました。

高村マサさんによりますと、

「今から十数年前に胃にポリープがあることが分かり、お医者さんから手術をすすめられた。しかし、生まれついての医者嫌い薬嫌い、まして体にメスを入れることは絶対に許せない。

戦時中に発刊された『家庭看護の実際』という本がある。民間療法を満載した本で表紙が赤いので赤本という愛称で当時ベストセラーになったもの。私はその本を信奉しており、その本のおかげで数年前までは頑強であった」

と、お話は続きました。さらに、

「おじいさんが脳卒中で倒れ、その看病で疲れ果てた結果、ポリープもいつしかガンになり、そのガンもだんだん大きくなって今日にいたった。そのうちにおじいさんも亡くなり、葬儀が終わるとすぐに息子が、私が嫌がるのを無理やりに町のお医者さんに連れて行った。お医者さんは、これはもはやガンの末期、私の手には負えないので一刻も早く大きな病院に行きなさい、とすすめられたが、私は入院せずに、静かに死の訪れるのを待つことにした」

というような経過でした。

現在は、寝ついているわけではなく、おかゆも多少は食べられる。トイレにも一人で行ける。しかし、最近になり頭が重くなり足もフラフラするようになり、気をつけていたのに、敷居に躓《つまづ》いて倒れ腰を打ったために、私に電話してきたという次第だったのです。

さて、どのように対応したらよいかといろいろと考えました。腰の痛みは、私の体験からして、あまりたいしたことではありません。問題はガンの末期症状です。このような人に果たして私が関わりあう余地があるのかどうか、いろいろ悩みました。

このままでは必ず寝たきりになりますが、マッサージを繰り返しおこなうことによって、それを少しでも防ぐことができるのではと、いう自分の思いを率直におばあさんに申しました。マサさんは人の言うことなど少しも聞かぬ頑固者、とご自身でお話していましたが、案外素直に、

「当分通ってきますけん、よろしく頼みます」

と快く同意してくれました。

私は、週二回ずつ施術することとし（たぶんひと月もすればその結果の良し悪しが分かると思うので、悪ければ止められてよし、良ければ続けられてよし……）ということで、私にとってガン患者第一号である高村のおばあさんの治療が始まりました。

三回ばかりの施術で私の予想した通り腰の痛みはすっかり良くなりました。そればかりでなく通うたびに体が楽になると言われ、ひと月も経たぬうちに頭の重みも取れ、フラフラしていた足もしっかりして、おかゆも少しずつですが以前よりも多く食べられるようになったとお聞きしました。

この思わぬ好結果に、マサさんも心弾ませて通うようになりました。二ヵ月たち三ヵ月たつうちにさらに驚くべきことが起こりました。なんと、ガンの塊がだんだん小さくなってきたのです。当初は鶏卵ぐらいの大きさでしたが、ピンポン玉ぐらいまで縮小したのです。

治療開始当時は三〇キロであった体重も三キロ増加し、血圧も九〇くらいであったものが一二〇くらいで安定しました。この予想以上の好結果に、私もますます自信を深めることができました。ここまでくれば大丈夫と思い、週二回の治療を一回としました。

その代わりマサさんに毎日二回ずつ腹部のマッサージをすることと、疲れない程度に散歩を続けることをおすすめしました。義理堅いマサさんはそれをずっと続けたようです。

週一回の治療にした後も体調は極めて順調で、春という良い季節に重なり、二年ぶりに畑に出て野菜作りをするように。またバスや汽車に乗り米子市に出て買い物をして帰るようにもなったとのこと。普通のおばあさんとして普通な生活ができるようにまで回復したのです。

あとになって、マサさんの事情に詳しい人に聞いたお話しですが、

「マサさんは戦時中満州に住んでいた。子どもが二人、ご主人は現地召集されて留守。終戦になって、命がけで二人の子どもを守り抜いて内地に引き揚げてきた。子どもを現地に置き去りにするとか、途中で捨てるとか、死んでしまうとかいった悲惨なニュースも流れていたころに、よくぞ帰ったと、当時の人々の語り草になっていた。

生まれついての医者嫌い薬嫌い。食べ物についても厳格で、加工食品は一切口にせず、米・野菜などは自分で作り、農薬や除草剤・化学肥料など一切使わず、すべて有機質肥料で栽培。性格は頑固一徹、曲がったことは大嫌い、女ながらも武士のような強い性格の持

ち主の人」

ということでした。しかし私に対してはそのような堅苦しいところは微塵もなく、普通のやさしいおばあさんという印象でした。

その後も体調は順調なまま季節が過ぎましたが、いよいよ一一月、朝夕めっきり寒くなり、マサさんにとっては厳しい時節がやってきました。私は、また週二回にしてはどうかと提案しましたが、一回でよろしいということなので強いてすすめませんでした。

一一月が無事に過ぎ一二月も順調に推移するかに見えましたが、忘れもしない一二月一七日、この日は朝から猛吹雪となりました。予約日は明日という午後に、電話があり、

「このように荒れますので明日は休ませていただきます」

ということでした。ところが、一週間後にまた電話があり、今度は前と違ってまことに弱々しい声になっていたのです。これは何か異変があったと直感しました。果たして、たった一回休んだだけなのに、

「ガンが元通りに大きくなりまして痛くてたまりません。お医者さんに来てもらって痛み止めを打ちました。明日もよう来ません（行けません）」

ということでした。あれほど医者嫌い注射嫌いと言っていたのに、お医者さんを迎えて痛み止めを打たねばならなかった。それほどの激痛が出た。これはもはやガン患者としては

最終段階です。

「痛みが出るようになれば私のところに来られても無駄ですので一刻も早く病院に入院されますように……」

と言って電話を切りました。その後一〇日ばかりしておばあさんは亡くなりました。

葬儀が済んでしばらくしてから、お嫁さんがわざわざ訪ねて来て、マサさんの死にいたるまでの経過をお話してくれました。

「おばあさんが、最後の電話を先生のところ（私の治療院のこと）に掛けたのが金曜日、入院したのが日曜日、取り敢えず大阪におる実の娘が介抱のために駆けつけた。不思議なことにあれほどの激痛が入院とともにすっかり良くなった。そのために娘も安心して火曜日の午後に大阪に帰った。その後に私が介抱するために出た。

水曜日の朝になって、私の目にはすやすやと安らかに眠っているように見えたが、主治医さんから『これはすでに昏睡状態、知らせるところがあれば知らせなさい』と言われて、仰天した。

そして木曜日、金曜日、土曜日と昏睡状態が続き、ちょうど入院して一週間目の日曜日に安らかにあの世へと旅立って行った。長い看病を覚悟していたのに、下の世話など一度もさせないままだった。その顔には少しも翳《かげ》がなく、まるで眠っているような穏やかなよい顔だった」

と、このように、お嫁さんがしみじみと話してくれたのです。

マッサージの継続がガンを抑えていたのか。一度それを休んだことでガンの進行が再開したのか。あのとき休まなかったらどうなっていたのか。それは分かりません。

しかしマッサージによって元気になったことは確かなのです。ともあれ、一年余にわたる私とマサさんとのご縁は終わりを告げました。彼女は、私にガン患者第一号という貴重な体験をさせてくれた方で、いつまでも忘れることはできません。

いま私の手元に『家庭看護の実際』という新しい本が一冊ありますが、この本はマサさんが私のためにわざわざ発売元から取り寄せてプレゼントしてくれた、いわゆる赤本です。今となってはかけがえのない形見となったわけで、いつまでも大切にして利用させていただきたいと思っています。

その二　腹腔内のガンで余命三ヵ月、佐藤正吉さん

頭がフラフラして今にも倒れそうになり、お医者さんに行って精密検査をしたけれど、脳には何の異常も見つからなかったとのこと。そこで「マッサージに行きなさい」とお医者さんにすすめられて、いらしたのです。

私は、

「マッサージをすすめるなんて、良いお医者さんですね」

と申しました。

「良いお医者さんでしょうかねぇ、注射の一本もしてくれなかったですよ」

と少々不満顔だったのを覚えています。佐藤はるさんは病気ではないので、二度ばかりマッサージをするとすっかり良くなりました。

「こんなに早く楽になるとは夢にも思っていませんでした。これからも予防のために来させてください」

と言うことで、定期的に通われることになりました。しばらくすると、

「うちおじいさんも来させていただきたいのですが……、名前は佐藤正吉です」

とのこと。事情を聞いてみました。二人の間には子どもがないので、とにかく健康第一と思ってきた。それで、今まで健康食品や健康器具に何百万という金をつぎ込んできた。それなのに頭がフラフラした。おじいさんも名のついた病気はないが、あちこちと体の不調を訴えているそうです。これは、いわゆる不定愁訴というもの。

「二人とも元気な方でございましたのに、七〇歳を過ぎてからいろんなことが起きるようになりました。先生にお世話になってから、私はすっかり良くなりました。そこで、おじいさんも来させていただきたいのです……」

と言われます。

それから、ご夫婦共々通われるようになりました。お二人とも大正末期の生まれとあって、若いころから体は十分に鍛え、その名残が七〇歳を過ぎた今日でも身体の随所に見られます。骨格は、骨粗鬆症とは無縁なほどに、しっかりしています。筋肉は、はるさんは未だにふくよかであり、正吉さんの方も筋肉隆々とはいかないまでも、それに近い弾力が残っています。

お二人とも熱心に通われ、体調はすこぶる好調になったとのこと。とくに正吉さんの方は造林の仕事をしているが、あちこちの体の不調や疲れがほとんどなくなり、まるで一〇歳も若返ってきたようだと喜んでいらっしゃいました。

お土産物の売店に勤めているはるさんは、いくら忙しく働いたあとでも、あのフラフラがすっかりなくなり、

「二人ともこんなに元気になったのは先生のお蔭ですが、そのきっかけを作ってくださったあのお医者さんにも今では感謝しております」

とのこと。以前「良いお医者さん」と言った意味を、はるさんにも納得できたようです。

さて、その後お二人とも二年三年と続けて通って来ていたのですが、ある日電話があり「長い間お世話になりましたが、この度親戚の人が整体を習って帰り、週二回自宅まで来

てやると言うのでしばらくの間休ませていただきます」

とのことで、約三年間続いた佐藤さん夫妻の通院生活も一応そこで終わりを告げることになりました。マッサージと整体では効果の点で違いがあるのですが、そのことは言わぬまま三年に及ぶ通院の労をねぎらい、

「いつまでもお元気で……」

と申し上げてお別れしました。

それから一年半ほどたったある日のこと。はるさんから悲痛な声で、

「おじいさんの体調が悪くなり大きな病院に入院して精密検査をした結果、ガンの末期症状、余命三ヵ月、しかもガンの場所が悪くて手術も放射線治療も不可能、従って病院にいても仕方がないので自宅に帰っている。最近になりおじいさんがもう一度先生にお世話になりたいというので電話をした」

と電話が掛かってきたのです。

「子どもがないのでおじいさんが頼りでございましたのに、これから先どうすればよいのでしょう……」

と電話口で泣かれます。当時のことですから、

「おじいさんにはガンの告知をしておらず、単なる胃潰瘍と言っておりますので、この秘

密、先生もぜひお守りくださるように……」

と念を押されました。一〇年も若返ったようだと喜んでいた正吉さんが、わずか一年半ほどの間に余命三ヵ月ということは到底信ずることはできませんでした。

ともあれ、正吉さんはやって来られました。久しぶりでしたが案外と元気です。そのうえガンを知らされていないせいか明るいのです。このことが正吉さんにとっては救いだと思いましたし、私もホッとしました。

今はガンの告知は常識となっているようですが、そのぜひは、私には判断することができません自覚症状を尋ねてみると、

「時どき食べ物が食べにくくなること以外、何の痛みもない。ただ働いても以前のように根が続かず今ではずっと仕事を休んでいる。早く良くなってもう一度バリバリと働いてみたいですけぇ、先生しっかりと頼みまずぜぇ」

と豪快に笑いながら言って私の手を握りました。

「大丈夫、必ず良くなりますけん。しっかり頑張りましょう」

と手を握りながら答えたものの、何のあてもない無責任なその場限りの言葉ではありました。佐藤はるさんのお話では、

「お医者さんから説明を受けたが、ガンの正式な名称は失念した。ガンの位置は肝臓・腎臓等を包含する腹膜の背中側の内面で、そのガン塊の基本部が大きいために手術もできな

い。たくさんの内臓があるために放射線療法も不可能。やがてガン塊が肥大して内臓を圧迫し、その機能障害によって死にいたる。

おじいさんの場合そのガン塊が相当大きくなっており、すでに胃腸を圧迫し始めているため、それらの現状を総合判断して余命三ヵ月と診断したとお医者さんから説明を受けた」とのことでした。

このようなガンの末期症状に私の関わる余地があるかどうか、高村マサさんの場合と対比しながら考えました。高村さんは胃ガンでしたので、腹部マッサージによって直接患部に刺激がいったのがガンの縮小に効果があったと思います。

佐藤正吉さんの場合は腹膜の背部の内面にあり、腹部マッサージの効果は期待できません。しかし残存体力で見ると、余命三ヵ月とはいえ正吉さんの方が格段に良いのです。このしっかりした体力に私は賭けてみることにしました。

その時点では飽くまでも「賭け」です。寿命が少しでも延びるという確証はありません。全然効果がないことも考えられます。それらのことを奥様に率直に申しまして了解を得たうえで、正吉さんの治療を開始しました。

わずか三ヵ月という寿命を幾分でも延ばすことを目標に、一回一回心を込めて治療をおこないました。すると、幸いなことに、徐々に良くなってきて、三ヵ月を過ぎたころには、造林の仕事に行くまでに回復したのです。当のご本人の喜びもさることながら、余命三ヵ月と知らされていた奥様であるはるさんの喜びは一入《ひとしお》のものがありました。

私の関わりによってこのように良い結果が得られたことは、治療師冥利に尽きることでたいへんにありがたいことだと思いました。しかし、この状態がいつまでも続くはずはなく、ガンの末期ですから早い時期に必ず最終段階が来ると予想されます。手放しに喜ぶわけにはいきませんでした。

それをはるさんにだけはお話する必要があるのではないかと思いましたが、会うたびに心から喜んでくださるお顔を見ると、どうしても話すことができませんでした。私の複雑な気持ちをよそに、正吉さんの良い状態は予想以上に続きます。

私は、最初の三ヵ月の山場は越えたものの次の山場は一年以内と予想していました。しかし、一年過ぎても一年半過ぎても少しも悪くなりません。そして二年過ぎたころになりますと、正吉さんの場合、その肥大が一時停止している状態ではなく、本当に治癒しつつあるのではあるまいか、だとすれば二年はおろか三年でも五年でも、この良い状態が続くのではなかろうか、と甘い考えにもなりました。

しかしガンはそんなに甘いものではありませんでした。そのことを思い知らされる日がいよいよやってきました。それは、私が正吉さんの治療を始めてから丸三年経過して四年目に入ったころです。

それまで順調であった正吉さんが、急に胃がつかえて物が食べられないと言い出し、それと平行して体力もぐんぐんと弱って行ったのです。私の恐れていた最終段階がいよいよ現実に迫ってきたわけです。

それをはるさんに伝えて入院をすすめました。すでに予期していたようで何のためらいもなく即刻入院という運びになりました。そして僅か一〇日ばかりで安らかな死を遂げられました。高村マサさんと違い、最後まで意識はあって絶えず奥様の労をねぎらいながら旅立って行かれました。

その亡がらにはるさんが取り縋って泣いていると、そばにいた主治医さんが言いました。

「おばあさん、泣きなさんな。余命三ヵ月のものが三年間も生きられたのです。泣かずにご冥福を祈ってあげましょう」

この三年間、佐藤正吉さんはお医者さんに通うのではなく、繰り返しマッサージ療法を続けました。最初に私のところに来られた六年前に、すでにガンは芽生えており、繰り返しマッサージをすることにより、その肥大が一時的に停止したのでしょうか。それとも、整体をするために、マッサージを中断した一年半の間に再び肥大し始めたのか。また、この一年半の空白がなかったら、おじいさんの余命はなお数年も保ち得たのかなど。前項の高村マサさんと同じで、それは確かめようがありません。

しかし私はそうであると推測し、佐藤正吉さんが亡くなって一〇年を経た今日でもなお、その推測をいだき続けています。

その三　胃ガンを摘出し一八年、再発を予防した花田幸雄さん

歩行困難になった花田幸雄さんとの出会いは一八年前のことになります。住まいは隣町です。奥様に付き添われタクシーに乗って来られました。

脳卒中のために足が不自由になったものと思ったのですが、よく事情を聞いてみると、「胃ガンのため胃を全部切除した。手術そのものは成功したが食べ物に馴染めず体力が日に日に衰えて、ついに歩行困難になった」

ということです。

「そのような状態で、お医者さんでなく何故私のところに来たのですか」

と尋ねました。

すると、花田さんのご自宅近くに住むタクシーの運転手さんが、ヘルニアの患者さん（第5章・その一の門田清子さん）を私のところへせっせと運んでいらしたそうです。その運転手さんから、あのように重い人でも治ったのだから、おじいさんもぜひ一度行ってごらんなさい、とすすめられたとのことです。幸雄さんは、

「元来健康には自信があったが、歳を考えてガン検診は毎年受けていた。それなのに胃を切除せねばならぬほどにガンが大きくなっていたとは合点がいかない」

とこぼしていました。

幸雄さんの全身をマッサージしてみて、重労働で鍛えた人にありがちな体形の乱れが少しもないと感じました。七〇歳を過ぎていますが、正しい姿勢を保持しています。

「何か秘訣がありますか」

と言う問いに、

「秘訣も何も、努力以外に何もありません。歩くのにだって首筋や背筋をしゃんと伸ばし、さっさと歩きますし、手術後はやめていますが、それ以前は屈伸運動や腕立て伏せなどを絶えずやっていました」

との返答でした。努力以外何ものもない、という言葉が気に入りました。

初対面ながら気骨に富んだ人であると思ったのです。さすがに胃を全部除去したあとだけに、体全体の筋肉が衰えています。とくに両足は体温も低く冷たいのです。これは血流が不足しているわけで、そのために歩行困難となったのです。このような症状は全身の血流を調節すれば治るであろう、と思ってマッサージを続けました。

「おじいさんは元通りになりますでしょうか」

と奥様が私の耳元で声をひそめて心配そうに言われます。

「大丈夫。マッサージが終わるとすぐに歩けるようになります」

と私は答えました。

　全身のマッサージ治療が終わると、幸雄さんはさっとベッドから下り立ち、しばらくの間両足の感触を試しているようでした。そのうちにさっさと歩き出し、室内を一巡して私のところへ戻り、

「完全に良くなりました。ありがとうございました」

と頭を下げたのです。これには、奥様も大喜びでした。

「このまま寝たきりになれば……と心配しておりましたのに、治していただいてありがとうございました」

と私の手を握りました。お二人は、一回の治療で歩けるようになったので、共に喜んで帰って行かれました。その後しばらくして電話があり、

「ガンの再発を予防するために引き続きお世話になりたいのですが……」

とのことでした。無論私に何の異存もありません。それどころか私にとってはガンの再発を予防するための臨床経験ができるのです。これほどありがたいことはありません。早速、週一回ずつ来ていただくことにしました。

　花田幸雄さんの場合、当面のポイントは、如何にして食べ物を腸に馴染ませるかということです。それなくしては、如何ほどマッサージしても効果はないということを幸雄さん

にも申しまして、一日も早く食事が安定するようにお願いしました。

そして三ヵ月ほど月日がたちますと、ご本人の努力の甲斐もあって、曲がりなりにも食べ物が腹に落ち着くようになりました。こうなればしめたもので、あとはただ無理をしない程度に農作業を続けて行けばよいのです。

その後一八年間、週一回ずつ判で押したように、雨の日も風の日も雪の日も一回として休むことなく正確に通って来られました。初期の目的のように、ガンの再発はありません。それればかりでなく、ほかの病気も出ません。

すでに九一歳になるのですが、いまだに三〇アールの水田を耕作しています。この頑健ぶりには周囲の人々も皆びっくりしているようです。

「この歳になりますと同級生もほとんど亡くなってしまい、二、三人残っている人も寝たきりや呆けになり、話す相手もなくなって寂しくてなりません」

と私のところでぼやかれます。

一八年の間に、幸雄さんの人生をいろいろと伺いました。戦時中、一〇年近くも軍隊生活が続いた中で、ただの一度も戦場に出たことがないそうです。成績優秀な模範兵で、いつでも安全な後方地帯で初年兵や召集兵の教育に携わってきたからだそうです。

このことは奇跡に近いというほどの幸運と思います。この幸運は終戦時においてもなお続きます。戦時には朝鮮半島の北部に勤務していたそうですが、ソ連兵進駐直前に南部に異動しました。それも、ソ連兵進駐ということで逃げ帰ったわけではなく、あくまでも上官の命令によって異動したのです。その偶然によって、シベリア抑留という過酷な運命から逃れて、いち早く郷里に帰ることができました。郷里においても幸運は続きます。町の消防団長を務めたときには、消防競技全国大会で優勝しました。

「私の力じゃない、団員のみなさんが頑張ってくださったお陰ですわい」

と謙遜していますが、幸雄さんには軍隊時代から人を教化する天性の素質があるようです。花田幸雄さんには治療師として貴重な体験をさせていただき常に感謝しています。過去一八年は、判で押したように熱心に通って来られましたが、平成一九年になってからだんだんと足が遠のくようになりました。

九一歳という高齢ですから、バスや電車で通うのが体力的に負担になってきたのではないかと思いますが、最後まで老人ホームや病院に行かず、自宅で天寿をまっとうしていただきたいと願っています。

その四　糖尿病に肝臓ガンを併発して余命六ヵ月の奥村仁さん

奥村仁さんは、糖尿病の治療のために私のところに通い始めた男性です。このことは糖尿病の症例（第4章・その一）でも詳しく述べます。毎週一回、正確に二〇年も通って来ています。奥村さんは気軽な性格で、世話好きで、誰からも信頼されている人ですが、ただ一つ酒に弱いという欠点があります。糖尿病も酒のために発症したと思います。

私のところに通うようになってからも、当初は、せっかく良くなったのに酒でまた悪くするということもありました。ここ十数年は飲酒もうまくコントロールして症状も安定し、その体調もすこぶる順調に推移していましたので、私もすっかり安心していましたが、最近になり肝臓ガンであるということが分かったのです。

このように私のところでマッサージを続けている人で、新たな病気が発生するということは、私の経験のなかでは極めて珍しいことです。

本人が不摂生をするか、高齢で免疫力や治癒力が衰えるか、その場合には病気が出てきます。奥村さんの場合は、糖尿病のうえに、肝臓ガンが出たのですが、これは本人の不摂生によるものと考えられます。

町の診療所の定期検診では肝臓に影があると言われ、米子市の大きな病院に入院して精密検査を受けました。その入院中にも毎週一回病院を抜けて通いつづけられました。

奥村さんにとってはすでに十数年間、糖尿病治療のために実行してきたことであり日常の習慣であったわけですが、主治医さんにとっては大変に驚くべきこと。せめて病院にいる間は西洋医学を信用してもらわねば困ると苦言を呈され、ご機嫌斜めだったということです。しかし奥村さんは主治医さんの言葉を無視して、入院中も一度も欠かすことなく週一回必ず私のところに通って来られました。

精密検査の結果、やはり肝臓ガンであるということが分かりました。このことは酒が原因ということが考えられ、十数年来症状が安定していたために酒の量も次第に多くなり、肝臓を弱らせ、ついにガンを発生せしめたものと思います。主治医さんは、レーザー光線で患部を焼き切るという治療方法を選び、奥村さんに同意するようにすすめたそうです。

奥村さんによると、

「お医者さんに、その方法で良くなりますか？　と尋ねたところ、良くなる、ならないということは、実際に治療をおこなった結果でないと何とも言えないとの回答。いろいろと考えた末に、この療法をきっぱりと断わりました」

とお話ししてくださいました。

そして私に、

「今後は好きな酒もやめて治療に専念してみようと思うので毎週二回通わせてほしい」

と言われました。

「そう言われても結果は治療してみないと分からない、その点は主治医さんと同じだが」

と申しますと、

「そのようにして治らない場合には先生の責任ではない。すべて私の運命として諦めるので結果はどうあれとにかく治療を続けてみてほしい」

と言われます。奥村さんは、西洋医学の治療法を拒み、私の提唱する自然療法に賭けるという重大な決断をされたわけです。この考えには、家族はもちろん親族の方々まで反対しました。しかし、奥村さんの決断は不動でした。

私もいろいろと考えました。私の治療は断り、西洋医学の治療法をすすめてみるか。西洋医学の治療法もおこない、私の療法も併用するか。あくまでも奥村さんの意思を尊重して私だけの治療をおこなってみるか。結局、たとえ結果はどうなるにせよ奥村さんの心情に報いてあげねばならぬ、と思い私も覚悟を決めて治療を続けることにしました。

奥村さんの場合は、年齢がまだ若いということ、糖尿病やガンの原因になったと思われる酒を断つと決心していること、食欲は衰えていないということ、これらは治療するうえで必ずプラスになると思いました。最初から週二回の治療とするのではなく、今まで通り週一回の治療で模様を見ることにしました。

当面の目標として、入院中に減少した体重の回復と、ガンと分かってからの精神的なストレスによる筋力の衰えの復活、この二点に的を絞り治療を続けてみることにしました。

ただ、従来と異なる点は、全身くまなくマッサージして血流を促進させるという基本的な方法に加え、腹部のマッサージを入念に続けてみることです。治療を続けるうちに筋力の衰えが次第に蘇り、減少していた体重も元通りに回復してきました。当面の目標を達成できたのは、ガンの進行が停止しているからではないかと推測しました。

その後も体調は極めて順調に推移しましたので、ガン発生から一年ばかりたったころに、精密検査をおすすめしました。ガンの進行状態を確認したかったからです。しかし、主治医さんとはレーザー治療を断った際に激しいやりとりがあったとみえて、顔は見たくないと言って応じてくれません。

一年半ばかりたって、ようやく精密検査をした結果、私の推測通りガンの進行が止まっていることが分かりました。ただし、ガンは消滅したのではなく依然として存在していることも判明しました。従って手放しで喜ぶわけにはいきません。油断をすればいつまたガンの進行が始まるか分かりません。奥村さんの場合はその鍵を握るものは酒です。このことは奥村さん自身が一番よく知っていることと思います。

奥村さんのご家族のお話では、肝臓ガンと分かったとき主治医さんからは余命六ヵ月と告げられたそうですが、奥村さん本人には堅く秘密にしてきました。

マッサージを続けることで、その後さらに二年がたち奥村さんも七〇歳になりましたが、幸いにして現在のところ小康状態を保っています。マッサージだけで、六ヵ月の余命が数年延びているのですが、この良い状態がいつまで続くのか、私には分かりません。

奥村さんにとって、かけがえのない貴重な人生ですから、その晩年を安らかに過ごされるように心から祈るばかりです。

第2章

心臓病の症例

その一　心不全の間宮加代さんと山の暮らし

間宮加代さんが初めて来られたのは、二二年前のこと。農作業の疲れからくる肩凝りをほぐすというありふれた理由で来られました。マッサージをしてみると、確かに肩凝りで一部の筋肉が硬直していましたが、全身的には柔らかくて弾力があり骨格もしっかりいて誠に良い状態。長い間重労働をしてきた農家の主婦にありがちな体形の乱れもありません。

今では、農作業がほとんど機械化されてつらい重労働もなくなりました。昭和一桁生まれの加代さんの場合は、つらくて厳しい農作業は日常のことだったはずです。それでもこのように優美とも言うべき体形を保ち得たのは珍しいことです。時どきぶらさがりをしているそうですが、その効果よりも、加代さん自身の優れた体質があるからだと私は思います。

加代さんの健康状態は、当時五〇歳代という年齢では理想的だと思いましたが、後になって、意外にも心臓病があるとわかりびっくりしました。最初から心臓病を予防するために来たのではありません。農作業による全身の疲れや、肩凝りをほぐすために来られたのです。

加代さんは、その時点では病気はお医者、肩凝りはマッサージという昔からの常識をお持ちで、マッサージで持病の心臓病が防げるとは夢にも思っていなかったようです。そのため持病についてはまったく話されず、私も総体的に判断して健康状態は極めて良好と思っておりました。

それで、マッサージも定期的に来られるようにとはすすめませんでした。しかし加代さんは、ご縁があったようで、不定期的ではありましたが、その後も体の疲れや肩凝りをほぐすために私のところに通って来られました。二年か三年たったころでしょうか、

「心臓病がちっとも起こらんようになりましたが何ででしょうか？」

と言われて、私も初めて加代さんが持病を持っていることが分かったのです。加代さんの場合、全身の疲れや肩凝りをほぐすためにおこなったマッサージの効果で、図らずも持病がうまく抑えられたと考えられます。

一口に心臓病と言いますが、狭心症、心筋梗塞、心不全、心臓肥大、弁膜症などがあります。加代さんの場合は、自覚症状から推測して心不全の状態と思われました。

心不全は、その原因疾患がない場合は体質的なものと考えられます。二〇歳代、三〇歳代でも突如発生して死にいたるという例もたまにあるようです。大部分はやはり老化の影響が出始める四〇歳代からで、年齢が高くなるにつれて発生頻度も高くなります。

当然、専門医に診てもらうのが良いのですが、体質的なものならば根治するということはありません。長期間にわたる治療が必要です。治療中といえども突如発生して死にいたるという例もしばしばあります。

加代さんの場合、心不全発作の始まりは四〇歳後半から。今までは、何の前触れもなく

突然心臓の拍動が小さくなり、それと共にだんだんと意識が薄れ、そのままあの世へ行くのではないかという不安な気持ちになっていたとか。しかし不思議なことに最近は何の苦しみも痛みもありません。と加代さんはそう言われます。苦痛がないのなら、人生を十分生き抜いた後に安らかな死を望む場合むしろ歓迎すべき疾患ではないかと、私はふと思いました。

しかし、加代さんはまだ五〇歳代、今から「あの世」というわけにはいきません。真の人生はこれからです。いかにして心不全の発作を防ぐかということが健康管理の基本となります。まず心不全発作の誘因を突き止めてそれを取り除かねばなりません。

誘因としては、やはり老化による神経系や循環系の乱れや滞りが考えられます。自覚症状は、農作業で疲れやすい、肩が凝りやすいという不快感です。そのような状態が一定限度を越えると、心不全の発作が起きるという結果になるわけです。

私が提唱するマッサージを繰り返しおこなうことで、農作業による疲れや肩凝りがほぐれ、神経系や循環系の乱れや滞りが修復し、結果として心不全の発作を防ぐことが可能。加代さんの場合、不定期的でしたがマッサージを続けた効果が現れていたと思われます。その効果を確実にするために、二週間に一度という日時を定めて、通院していただくことになりました。

加代さんは私と同じ年代に生まれ育ちました。それで気安さを覚え、何を話し合っても違和感がなく、そのたびに郷愁をそそられながら話したり聞いたりします。話題はいつも、今は夢幻となった古き良き時代の田舎におけるしきたりや習慣のこと。近所の人々との心温まる触れ合いなど、当時に思いを馳せながら話し合って楽しんでいました。

ここでは私が心ときめかせて聞いた、加代さんの少女時代の思い出話を二つばかり紹介してみたいと思います。一つ目は、加代さんの親父さんのお話です。親父さんは狩猟が好きで、農閑期、とくに冬になりますと愛犬を連れてよく野山に出かけていたそうです。

加代さんのお話をそのまま、お伝えしますと、

「確かな腕前であったので、出かければ必ずと言っていいほど、何らかの獲物を射止めて帰りました。その獲物は、兎であったり山鳥であったり、雉《きじ》であったり貉《むじな》であったりしましたが、獲物を持ち帰るとすぐにお母さんも手伝って料理が始まります。

新鮮な野菜をふんだんに切り混ぜて肉汁が炊かれ、やがておいしそうな肉汁の香りが部屋に漂うころになりますと、お父さんの仲間たちが三々五々と集まり囲炉裏火を囲んでおいしい肉汁に舌鼓を打ちながら、夜の更けるのも忘れた楽しい談笑に花が咲くのです。

話題の中心はいつも話上手な加代さんのお父さんでした。獲物を求めて山野を駆け巡ったときの苦心談や、獲物を打ち損じた時の失敗談、あるいは上手く獲物をしとめた時の自慢話など話題は実に豊富でした」

と、思い出しながらお話してくださいました。親しい仲間たちが囲炉裏火を囲み、飲みかつ食べながら、時の経つのも忘れて和やかに談笑する団欒風景は、家々に囲炉裏が消えた今日では二度と再び見ることのできない懐かしい田舎の原風景と言えるでしょう。

もう一つのお話は、加代さん自身の体験談です。加代さんのお袋さんの実家は一〇キロほど離れた大山山麓の奥深い小集落にあり、昔は庄屋さんを務めたというほどの裕福な名家。里帰りするときは加代さんもよく連れて行ってもらったそうです。今のように立派な道路が通っていて車で気軽に行き来するというわけにはいかず、幅の狭い土道を歩いて行く以外方法がなかったとか。

幼い加代さんにとってはさぞつらい行き帰りであったと思います。その途中の景観は実に素晴らしく、明峰大山が間近く聳《そび》え、その麓の大草原には、春は山百合やきんぽうげ、夏は桔梗におみなえし、秋はりんどうや吾亦紅《われもこう》など、季節の花々が咲き乱れる絶景でした。

加代さんも小学生となり体力に余裕ができるにつれて、その美しい風景を楽しみながら行き帰りし、お袋さんに連れられて何回もしているうちに、紛れやすい枝道も随所にあるという一〇キロに及ぶ道のりを、加代さんもすっかり覚えたそうです。

小学校四年生になった時、たった一人で行くことになりました。いかに古き良き平和な時代とはいえ、四年生になったばかりの女の子を、一人ぼっちで行かせるというご両親の気持ちを思ってみました。加代さんが歳のわりにしっかりしていて、この子なら大丈夫という安心感がご両親にあったのでしょう。

加代さんにとっては初めての一人通いが決行されました。季節の花の咲き乱れる草原を、おかっぱ頭の加代さんが、かわいいリュックを背にして、小さなモンペをはき、足には紅緒の藁草履といういでたちで、ただ一人ひたすら歩いて行く可憐な姿。さながら映画の名場面を見るような気持ちで、加代さんの昔語りに聞き入ったものでした。

加代さんの少女時代の素晴らしい思い出を秘めた大草原も、今は人影も埋まるほどに萱《かや》や熊笹が生い茂り、色とりどりの草花が咲き乱れていたかつての美しい高原の姿はどこにも見られず、ただ明峰大山だけが昔と変わらず雄大に聳えているだけなのです。


さて、本題である加代さんの健康状態ですが、その優雅な体形と相俟《あいま》って理想的な状態にあると思っていましたが、図らずも心不全があるということが分かりました。

その発作を確実に防止するためにマッサージも定期的に来ていただくようになり、早いもので二〇年以上たったわけです。加代さんは元農業指導員のご主人に協力して、長い間販売用のネギの栽培を続けて来ました。ネギ作りという仕事は、植え付けから出荷までたいへんな労力を要する仕事で、長い年月の間には多忙な日々もしばしばあったと思います。

その多忙による疲労が限界を越えないように加代さんは、常に細心の注意を払って、今日まで事なきを得ました。これは実に素晴らしいことです。加代さんの見事な対応ぶりに私も感心しています。

心不全は、体質的なものであれば治りきるということはありません。年齢が高くなるにつれて、疲労が一定限度を越えると、症状が出やすくなります。加代さんはネギ作りという多忙な農作業を長い間続けてきたうえに、すでに七四歳という年齢になりましたが、今まで心不全の発作は一度も起きていないのです。この二〇年、私のところに定期的に通うようになってからはお医者さんには一度も行っていません。

「私も先生のところに来ておらねば、とうの昔に死んでいたかも知れません」

と加代さんは時折言われます。

加代さんには忘れることのできない悲しい話があるからです。たった一人の妹さんが同じ心不全で五〇歳代という若さで亡くなったことが、この言葉の裏にはあるのです。

もちろん妹さんも放置していたわけではなく、お医者さんにもしばしば行き、料理も人に教えるほどの腕前で栄養のバランスもそれなりに工夫し、日常の生活も決して無理にならないように気をつけていたようです。それらの努力もすべて空しく急逝されました。

私は、妹さんと少しもご縁がなかったということを残念に思います。同じ心不全でも、加代さんに良い結果が得られたからと言っても、妹さんにも同じ結果があるとは言えません。しかし、少なくともマッサージをおこなうことによって何らかの結果は期待できたのではあるまいか、またその寿命も延ばし得たのではあるまいか、という治療師としての思いが捨て切れないからです。

ともあれ加代さんは、心臓疾患の最初の患者さんとして、結果的に二〇年余の長い間マッサージ療法の有効性を実証してくださった人。今のように良好な健康状態がいつまで保てるかは分かりません。今後も定期的に私のところに通いつづけると言われます。年齢もすでに七〇歳代後半にさしかかるので、多忙なネギ栽培も本年限りでやめると言われます。長い間心不全の発作を上手くコントロールしてこられた体験もあります。八〇歳代はおろか九〇歳以上までも生きられるのではないかと思っています。

また、加代さんは長い間病気がちであったお袋さんを、人が感心するほど最後まで良い看病をしてあげたという女性でもあるのです。このような人は決して惨めな最後にはならないと思います。今のように好調な健康状態を最後まで保持して天寿をまっとうしていただきたいと願っています。

その二　残念でならない湯川博さんの最後の日

湯川さんの奥さんは隣町の農家の主婦です。私の治療院のある町で、ささやかな衣料品店を経営している人でもあります。もともとこの衣料品店は、この町から隣町に嫁いで行ったお姑さんが、知人も多くいることからこの町に戻り開いた店。そのお姑さんが亡くなったために奥さんが後を引き受けて今日にいたっています。

奥さんの人柄が親切で真面目であるために、それなりに顧客があり結構はやっているようです。そんな奥さんが私のところに来られたのは特定の病気があってということではなく、肩凝りがひどくなりそれをほぐすために来られたのです。時どき血圧も高くなると言われますので、脳卒中の恐れもあります。それを予防するためにはマッサージを定期的にしたほうが良いということで、継続して来院するようになりました。

ここで述べるのは、ご主人である湯川博さんのこと。ご主人は急用で来られなくなった奥さんの代わりに、初めて来られました。湯川さんは若いころから農作業で鍛えた体で、全体的に骨格はしっかりしていましたが、どうしたわけか筋肉に力がありません。この時五七歳で、体力の衰えも徐々に始まる年代ではありますが、それにしても極端に弱々しいのです。

「心臓病ですけん……。もうだめですわい。仕事もお医者さんから止められておりますし……。死んだほうがえぇですわい」

と、投げやりに話されます。ずっと通っていた奥さんは、ご主人の病気については一言も私に話していません。私に話してみたところで、どうにもなるものではないと思っていたかも知れません。

湯川さんは、それ以上ご自身の病気のことについては何か話したくないような素振りでしたので、強いてそれ以上聞くことはやめました。少し話題を変えて、間宮加代さんの例を簡単に話したうえで、同じ心臓病でも個人差があり同じ治療で同じ結果がでるとは思えませんが博さんもせめて二、三ヵ月、試験的に通ってみられたらいかがでしょうかとおすすめしました。

「それは、いいことを聞きました。ぜひお願いします」

と即座に承諾されました。そこで、週一回治療することにしました。それ以来、湯川さんは真面目に通って来るようになりました。


後日、奥さんが湯川さんの病状について詳しく話してくださいました。

「ある日の夜明け前、主人の息づかいが急におかしくなり、それに気づいた私は体を揺すりながら呼び掛けてみましたが返事もあらばこそ、すでに虫の息でした。

そこでお医者さんにすぐ来ていただくようにと電話をし、血圧計を腕に巻きつけたのち、主人の胸のあたりを無我夢中でマッサージしました。指が痛くなるほどマッサージを続けた結果、漸《ようや》く息を吹き返し、ホッとして血圧計を見たところ、その数値はゼロです。

その時は故障していると思いましたが、後で調べてみましたら血圧計は故障していません。主人が仮死状態であったので何の反応も示さなかったらしいのです。そのうちに漸く見えたお医者さんに、私が一部始終を話すと、よくもまぁ、生き返らせましたねぇ、としきりに感嘆されました」

それから、

「その後、町のお医者さんから紹介された心臓病の専門医にかかっています。その主治医さんからは次のように言い渡されています。

一、この心臓病は絶対に治らない。二、従って平素の健康管理が重要である。三、農作業は絶対にしてはならない、魚釣りくらいはしてもよい。四、食べ物も栄養のバランスを考えて偏食してはならない。五、酒やタバコは絶対にいけない、などなど。

こんなことでは、隣町の自宅にいても仕方がないと、この町の店の方に来てブラブラするようになって、もう半年がたちます。主人も、治るあてのない病気ということですっかり落ち込んで、最近はご飯もろくに食べてくれませんし、さりとて私がどうしてあげることもできず、困っております」

奥さんはこのようにご主人の実情と、ご自身の心の悩みなども話してくださいました。

もし私の治療によって幾分でも病状が改善されたなら、お二人の喜びもいかばかりか、ぜひとも良くしてあげねば、と治療師としての決意を新たにしました。そして、一回、一回心を込めて湯川さんの治療を続けました。

ひと月たち、ふた月たちますと、あれほど弱り果てていた筋肉がすこしずつ蘇ってくるのが分かってきました。このことは、いち早く湯川さん自身が自覚症状として感知して、

「歩くにも力が入るようになり、飯もうまぁなりました（おいしくなりました）」

と言われます。三ヵ月もすると、体重も増え、筋力も以前と比較にならぬほど強くなってきました。湯川さんの場合、あのように弱っていたのは心臓病そのものの影響よりも精神的な落ち込みの影響が大きかったのではないかと思います。

さて、体力が回復してきますと、半年以上も投げっぱなしにしていた農作業のことが気になりだしたようで、

「先生、農作業しちゃぁいけませんでしょうかなぁ。わしゃ、大丈夫と思いますが……」

と言われるのです。どう答えたらいいものか考えました。主治医さんに相談してみてくださいというのが一番無難なようですが、これは治療師として主体性のない無責任な言葉です。

そこで、最初は体を慣らす程度の軽い作業から始めること、体が慣れれば機械化の進んだ現在の農作業はほとんどやってもいいということ、ただしいかなる場合も無理と思われるようなことは絶対してはならないこと、以上私の意見を率直に申しました。

湯川さんは隣町の自宅に帰って、農作業を始め、週に一回は必ず来て治療を続けました。それでも何の異常もなく月日が過ぎました。二年目になると、さらに体力に自信がついた

らしく、頼まれるままに引き受けて、親戚の農作業までするようになったそうです。

　これには奥さんも大反対。人様に頼まれるとイヤと言えない性分で私の言うことなど少しも聞いてくれません、とこぼしておられました。私もちょっと過ぎるのではと申しますと、

「いやぁ大丈夫ですわい。私も考えてやっちょうますけん（考えてやっていますから）。それに今は農作業も機械に乗って運転しちょりゃいいですけん（運転していればいいのですから）、事故せんように気ぃつけておれば何の心配もありゃしません」

と自信満々で言われます。言われてみるとまったくその通り。今の農作業は昔と違って、すべて機械です。事故さえ気をつければよいことで、過労ということにはなりません。それに、湯川さん自身が疲れないように細心の注意を払って農作業をしている様子でした。事実、三年がたちましたが農作業による心不全の発作は一度も起きなかったのです。


　ところが四年目の春四月半ば過ぎ、時節から言うと暖かい良い日が続くころですのに、その年に限り朝晩めっきり冷え込むという嫌な年でした。そのようなある日、湯川さんは、一人で山菜を採りに行き、何事もなく無事に家に帰り、家族と一緒に夕食も食べ、何の異常もなく床につきました。

　翌朝のことです。奥さんの話ですが、夜が明けて間もなく、湯川さんが床を抜けて外に出て行ったそうです。ズボンは履いていましたが上は薄い肌着のシャツ一枚だけでした。

無防備な軽装で寒さの厳しい戸外に出て、しばらくの間池に泳ぐ鯉を見ていたのです。そのうちに異様な叫び声とともに、玄関に倒れ込んできました。奥さんが、すぐに異変に気づき、駆けつけて指が折れんばかりにマッサージを続けましたが、以前と違い今度ばかりは、いくらマッサージを続けても、再び生き還ることはなかったのです。

「あの寒い朝、肌着一枚で外に出て行く主人の姿を見ていながら、なぜ呼び止めて上着を着せなかったか。そのことが残念で残念で仕方がありません」

すべては運命の神様の然《しか》らしむるところでしょうか、あれほど農作業には細心の注意を払って、農作業による心不全の発作は見事に防いできた湯川さんは、農作業以外の原因によって、このような最後を遂げるとはまったく予期していなかったでしょう。正に千慮の一失というべきことで、私としても残念でなりません。

僅か三年間のご縁でしたが、三年間は、主治医さんに止められていた農作業を普通におこなうことができたのです。私にとってはかけがえのない体験で、この貴重な体験を今後の心疾患の患者さんの治療に生かすことが、亡くなった湯川さんの霊への最良の弔いになると心している次第です。

その三　働き者の佐々木珠さん

お珠さんは「心臓が荒縄で縛られるように不気味に痛む」ということで来院。これは狭心症だろうと思いました。お珠さんのお母様も六〇歳代で亡くなりました。お医者さんの診断では過労死ですが、お珠さんの話から推測すると、やはり心臓病であったと思われます。三歳年下の弟さんも、五〇歳代半ば心臓病で亡くなりました。二歳年上の兄さんも六〇歳代のとき脳卒中で亡くなりました。お珠さんも生まれながらに心臓病の素質を持っていて、六〇歳代になってから表面に出始めたのだと思います。

しかし、頻繁に症状が出るというわけでもなく、お医者さんはなぜか嫌いなので、私のところに来てみたと言われます。身長一メートル五〇センチくらいの小柄な人でしたが、骨格・筋肉ともしっかりしていて、若いころからよく働いた人だろうと思いました。

お珠さんは、

「私が三歳のとき、お父さんは戦地に行った。お父さんの面影の記憶はない。大勢の人影、日の丸の小旗を持って縁側で出て行く後ろ姿を見送ったような記憶がかすかにある。そのとき、二歳年上の兄さんと、お母さんの胎内には三歳年下の弟がいた。戦地に出て行ったお父さんは間もなく戦死し、お父さんの面影の記憶は全然ない。写真で見るだけだった」

と、お話くださいました。戦死した後の親子四人の生活はたいへんなもので、いろいろな苦労をしてこられたご様子。しっかり者のお母さんがよく働き、三人の遺児たちをそれぞれ立派に育てました。しかしお母さんも兄さんも弟さんも若死にし、お珠さん一人になりました。

このような事情を聞いて、せめてお珠さんにはぜひとも長生きしていただきたいと思いました。それ以来、お珠さんは何の異常もないままに歳月が過ぎ、すでに十数年も経過。その間、荒縄で縛られるような不気味な心臓の痛みは全然ありません。毎年受けている検診の結果も、内蔵の病変もなく血圧、血糖値とも正常です。

お珠さんは、若いころから評判の働き者で、春は梨の花の花粉づけや摘花作業、袋掛けなど、夏から秋にかけては、梨の実や柿の実の収穫や選果作業など、果樹農家から引っ張りだこで、後期高齢者であるにもかかわらず若い者顔負けの働きをしています。

マッサージは、人が互いの体に手を当ててなでさすったり押さえたりするという、自然な行為ですが、人体にどのような影響を与えるのか、それほど解明されてはいません。マッサージをする圧力が、筋肉から血管・リンパ管に伝わり、血液・リンパ液の循環を改善します。

また手の圧力は、神経反射を介して間接的に神経系に影響を及ぼします。このように、私は循環系と神経系の調節に効果があるという仮説を立てましたが、これは昔から言われていること。現在の高度な医療機器などで厳密な解明がなされないかと期待しています。

手を当てることの効果は、ホルモンの分泌をうながしリラックスできるように作用することなどが知られていますが、もっとほかに考えられるかも知れません。

私は自分の仮説を頭に置いて、それを実証するべく施術してきました。お珠さんの場合も、狭心症であってもマッサージによって進行をとどめることができた実例になると思います。つまり、仮説を立て、実験し、結果を得たということになり、自分ができる範囲で科学的な立証になっていると考え、私はたいへんありがたく思っています。さらに科学的なレベルで研究されることを願っています。

さて、私の次なる関心は、お珠さんが何歳まで働くことができるかということです。健康な人でも、七〇歳半ば以上ともなれば、野菜作りは気ままに楽しむ程度、という場合が多いのです。お珠さんの場合は、あちこちの農家から頼まれて働きます。その労働の質は高く、量も多いですが、お珠さんは、まだそれができます。今の素晴らしい体調から推測して八〇歳くらいまでは可能ではないかと思っています。お珠さんにはぜひとも頑張っていただいて、何歳まで働くことができたかという珍しい記録に挑戦してほしいと思っています。

第3章

脳卒中の症例

その一　歯科医師の平森次郎さん

平森次郎さんは脳卒中の第一号の患者さん。私が勤めていた医院の院長さんから、ある日、

「歯科医師をしている友人が脳卒中になり入院しているので、今日からマッサージをしてあげてほしい」

と言われました。外来の患者さんのマッサージは午前中に終わっていましたので、午後一時に平森さんの病室を初めてお訪ねしました。付き添っていた奥さんが、椅子を持って来てくださったので、しばらく腰を掛けて、平森次郎さんから病気が発生してからの経過を、簡単に説明してもらいました。内容は、

「病気が発生したときは、左側の手と足が麻痺していた。大きな病院に入院してリハビリをしてもらった結果、左足は順調に良くなり、歩行も普通にできるまでに快復した。左手は何故かその付け根が硬直したままで一向に良くならなかった。これ以上回復する見込みはなしということで退院させられて自宅に帰っていた。院長さんから、私のところに腕の良いマッサージ師がいるので、せめて寒い間だけでも入院してみないか、とすすめられて入院してきた」

と、いうようなことでした。


院長さんは、当時は一月で寒い冬の真最中でしたから、通院もたいへんだろうと思って

入院をすすめられたのだと思います。私のような者を腕の良いマッサージ師などと高く評価していてくださったと、内心嬉しく思いました。その期待を裏切ることがあってはならないと、心の引き締まる思いがしました。

平森さんのお話が終わると、早速左側を上に横向きに寝ていただいて、少しも良くならなかったという左腕の付け根、つまり肩関節の周囲の筋肉にそっと触れてみました。これでは動かないのも道理、コチコチに固くなっています。しかし硬化しているところは肩関節だけで、肘の関節、手の関節、指の関節は自由自在に動きます。肩関節も必ず良くなるだろうと考え、早速私なりの治療を開始しました。

一番固くなっている肩関節は避けて、その大巡りの遠い周辺から、なるべく優しく丁寧に揉みほぐしていきました。とくに気を付けたのは、手荒な療法によって患部に少しでも痛みを与えてはならないということです。

「先ず外堀を埋め、次に内堀も埋め、最後に固く守られている本丸を攻め落とすのです」

と冗談を申しますと、

「あなたのやり方は以前入院していた病院のやり方と違って、少しも痛くない。あの病院のやり方は、痛いのなんの、リハビリをするたびに飛び上がるほど痛いので、しまいには喧嘩になるほどでした」

これを聞いて、平森さんの肩関節が少しも良くならなかった理由が分かりました。広い範囲から徐々にほぐしていくという過程を抜きにして、最初から強引に強い力で関節を回していたようです。このようなやり方は筋肉の硬化や萎縮が軽い場合には有効です。

平森さんの場合は症状が重く、関節を回す場合激しい痛みが生じ、反射的に筋肉はより固くなって、いつまでも治らなかったのでしょう。私は、周囲から徐々に、なるべく優しく丁寧に、痛がらないように注意してほぐしていきました。

三日目ぐらいで、肩関節の筋肉のしこりを、柔らかくほぐすことに成功しました。ここまで来れば大丈夫と思い、平森さんの腕に私の手を添えて、右回り左回りと静かに回してみました。少しの痛みもなく、自由に回ります。そこで、

「自分自身で回してみてください」

と申しますと、平森さんは右に回したり左に回したりしていましたが、やがて上に上げたり下ろしたり、何回か繰り返したのち、

「もう治らんもんと思っておりましたのに、治していただいてありがとう」

と言ってくださいました。平森さんは、退院後も、私がその医院を辞めるまでの数年間、予防のために日時を定めて通ってこられました。

ところで、付き添っていた奥さんが、

「主人は小さいころから絵が好きで、将来は画家になることが夢だった。歯科医師であっ

たお父さんの猛反対にあい、やむなく画家になるのを断念して、歯科医師を継いだ。歯科医師になってからも、暇をみては絵を描き続けた。今では中央の展覧会に出品しても入賞するほどの腕前。県下の画壇では誰知らぬ人もないほどになった。

芸術家によくあることだが、感情の起伏が激しく、左手がこれ以上良くならないと告げられてからは、満足な絵も描けないということで毎日不機嫌だった。ちょっとしたことでも私に当たり散らすようになり、大変な毎日だった。先生に治していただいて、主人も救われたが、その主人以上に私も救われた。本当にありがとうございました。」

と、お礼の言葉を頂戴しました。お二人の喜びもさることながら、院長さんの期待にも添い得たかと私なりに安堵しました。

奥さんとは、別のご縁がありました。ある日いつになく深刻な表情で、

「大変なことが起きて困っております」

と言われます。さてはご主人の八つ当たりかと思いましたが、そうではありません。自分ではまっすぐに歩いているつもりなのに、いつしか自然に右側に片寄って歩くと言うのです。

奥さんは、

「大きな病院でCTを撮って調べてもらいましたが、何の異常も見つかりません。さらに高度な脳内の検査をすることになりました。その検査には多少の危険も伴う（注　二〇年前

のことです。現在では検査装置も発達していて危険はありません）ということで、私も悩みました。

結局、思い切ってその検査を受けることにしました」

ということです。まっすぐに歩けない理由は二つ考えられます。脳内の神経障害か、足そのものの関節や筋肉の障害かです。奥さんの場合、病院では脳内の神経に何か原因があると考えて検査をするのでしょう。


私は、私なりの検査をしてみようと思い、奥さんにベッドの上に寝てもらいました。両足をきちんと伸ばしてもらい左右の足の長さを比較してみると、右の足の方が長いのです。その差は三センチくらいもあるでしょうか。そのために、まっすぐ歩いているようでも自然に足の長い右側へと片寄って歩く結果になっていたのです。奥さんはびっくりして、

「足に長い短いがあるとは夢にも思いませんでした。何故でしょうか？」

と言われます。

「それは長い間の歩き癖によるものだと思います。奥さんだけでなく、ほとんどの人に多少はありますが、三センチも長い短いがある例は少ないようです」

とご説明しました。奥さんは心配そうに、

「でも、生まれつきではありません。気が付いたのは今年になってからです。治るものでしょうか？」

と聞かれます。

「生まれつきの骨格なら治ることはありませんが、斜めに歩くようになったのは最近のことでしょう？　それならば、すぐに治ります」

短く縮んだ左足の筋肉を丁寧にほぐしたうえで、膝を曲げてぐるぐる回してから伸ばし、足首を持って上下に小刻みに揺すりながら徐々に引っ張るという、一連の整体療法を何回か繰り返しました。それから両方の足をきちんと伸ばしてもらって長さを比較してみたところ、同じ長さになっていました。

「これでまっすぐ歩けるはずです」

「こんなに簡単に治るんですか？」

と信じがたい様子でしたが、歩いてみると、まっすぐに歩けることが分かり、喜んでいただきました。

平森さんご夫妻は、どちらも筋肉の硬化や萎縮によって生じた運動障害があったわけです。私もリハビリ的・整体的な体験をさせていただいて、感謝しています。お別れしてから十数年になります。時折当時を懐かしく思い出しながら、いつまでもお元気でお過ごしくださることを願っています。

その二　松村ご夫妻とご親戚の六人のこと

私の治療院に来られる人には、ご夫婦お二人でという例も幾組かあり、老夫婦とその息子さんのお嫁さんなども一〇例ほどあります。ここでは、親族あわせて六人という松村はじめさんのご親戚の例をご紹介します。

松村はじめ・志保さんのご夫妻とお嫁さんの由紀子さん。松村さんの妹さんである林田久美さんとお嫁さんの千鶴さん。松村さんの末の妹さんである向田知子さんの合計六人です。松村はじめさんが脳卒中、それ以外の五人の方は病気の予防のために通っています。この人たちに共通しているのは、その人柄が揃いも揃って純朴そのもの、親切で優しい人たちであるということです。世間によく見られるような嫁姑間の見苦しいトラブルもなく、親戚の間の確執もなく、近所の人がうらやむほどの仲睦まじい人たちです。

この六人のうち最初に来られたのは、林田久美さんです。しいたけを採取していたときに、誤って右腕の付け根を捻挫。痛みが激しかったので病院でレントゲン検査を受けましたが骨に異常はなく、痛み止めの注射をしてもらったとのこと。しかし、注射の効果は一時的で、日がたてばまた痛み出し、その繰り返しで困っていたとき、電話帳でこの治療院のことを見て、来られたというわけです。

この林田久美さんは一町歩近い水田を耕作している農家の主婦。ほとんど機械化された現在の農業とは違い、終戦直後から激しい農作業に耐えてきた人です。健康には自信がありましたが、五〇歳半ばころから体力が少しずつ衰えて、すぐ疲れる、肩が凝る、腰が痛む、といったような症状が出るようになりました。

病院では、名の付いた病気はなく、農作業の疲れであろうということで、疲労回復の注射を打ち、ほかには有効な治療方法はないと言われ、健康器具を買うようになり、今までに一〇〇万円以上も使ったそうです。

打撲や捻挫は、病気と違い治癒するまでにある程度の日数がかかります。それを承知していただいたうえで、通ってもらうことにしました。治療を始めると、案外順調によくなり、四回ばかりで患部の痛みも取れ腕も自由に動くようになりました。マッサージの効果はそれだけではありません。重苦しかった体全体の調子がすっきりとして若返ったように感じられる。このような爽快感は今までのお医者さんの注射でも、どんな健康器具の場合でも感じられなかったことだと言われます。それ以来、体が疲れると私のところに来られるようになりました。

次に来られたのが、林田家のお嫁さんである千鶴さんです。この人はなかなか商才のある人で、自宅から二キロほど離れた奥地にある山小屋で、春から秋までの間、ささやかな食堂を開いています。その場所が南大山の雄大な全景を間近く望める景勝の地であり、春は滴るような新緑、夏は暑さ知らずの冷涼な別天地、秋は燃えるような紅葉の名所とあって、季節ごとに訪れる観光客も多く、食堂も大繁盛です。

今までは、その多忙な毎日を若さで乗り切っていましたが、最近は疲れやストレスで眠れなくなったりして心身の不調をかこっています。お姑さんにすすめられて来られました。千鶴さんの全身をマッサージしてみると、当時まだ四〇歳代という若い年代にも関わらず、全身の筋肉がことごとく硬直しています。このような体の人は、動脈硬化症の場合が多く、脳卒中になりやすい体質です。

そのことを私が率直に申しますと、千鶴さんはびっくりして、お母さんが若くして脳卒中で亡くなったこと、弟さんもすでに脳卒中になっていることを話してくれました。

「どうすれば防げるでしょう?」

「定期的にマッサージをして血流を整え筋肉を和らげると、動脈硬化症も改善されて、結果として脳卒中も防ぐことができます」

「そんなに簡単なことで防げるならば、これから通いますのでよろしくお願いします」

ということで、それ以来千鶴さんも通われるようになりました。

次に来られたのは向田知子さんです。この人は林田さんのお嫁さんの千鶴さんの食堂が忙しい時に、ちょいちょい頼まれて、そこで働いていました。多忙で疲れがひどくなると頭がフラフラし胸まで痛みます。病院で精密検査をして診てもらっても、脳内や心臓には何の異常もなく、結局疲れであろうということで、疲労回復の注射をしてもらったりしていました。その効果は一時のもので、やがてまた痛み出すという繰り返しで、これまた困っていました。

そして千鶴さんにすすめられて私のところに来られました。通うたびに体の調子が上向き、やがてすっかり良くなって、多忙な日々が続いても以前のように頭が重くなり胸まで痛むということもなくなり、気持ちよく働けるようになり、その後も続いて通って来られます。

さて、その次に来られたのが松村志保さんです。この人はご主人とともに、人が驚くほどの働き者で、数百羽の鶏を飼ったり、町に野菜を売りに出かけたり、和牛の育成まで手掛けたりして働き通して来ました。

幸い病気にはならず、順調な体調を維持してきましたが、還暦を過ぎたころから、疲れが目立つようになり、血圧まで上がり始めました。それが重なるとすぐ頭に来て、今にも倒れそうになるというようなことが起き始めました。我慢強い志保さんは、お医者さんにも行かず、そのたびに仕事を休んで自然に治るのを待っていたということです。

しかし、このたびはどうしたわけか、何日仕事を休んでいても少しもよくならない。さすがに我慢強い志保さんも弱りきっていたところ、向田知子さんにすすめられて来られました。

「歳をとったと言うことでしょうか？　若いころはどれほど仕事をしても何ともありゃぁしませせだったに、ちょっとしたことで痛しゅうなって、いつまでも治らんという情けない体になってしまいました」

と嘆いていらっしゃいました。いかに健康な人でも、歳をとるにつれて体調が弱まり、体の随所にさまざまな症状が出るようになります。お医者さんに診てもらっても、病気はないと言われます。本人にとっては、辛い状態が続きます。

このような状態を東洋医学では〝未病〟と言い、西洋医学では〝不定愁訴〟と呼んでいるようです。それは、病気の前ぶれと言うべき状態です。このような状態の時にこそ、有効な治療を施して病気の発生を未然に防ぐことが重要です。

今まで私が治療院で臨床経験を積んだところでは、マッサージを繰り返しおこなうことによって、多くの不定愁訴が消滅し、病気の発生を防げるという結果が出ています。松村さんもいわゆる未病の状態でしたので、その回復は早くわずか三回ばかりの治療ですっかり良くなりました。その後も、林田さんや向田さんのすすめもあり、定期的に通って来られます。

半年ばかりたったころでしょうか、松村志保さんから、

「おじいさんに疲れが出て休んじょいます。ちょっこいみてごしなはらんでしょうか（休んでいます。ちょっとみていただけませんでしょうか）？」

と電話がありました。私は単なる農作業の疲れぐらいに思ったので、詳しく聞くこともなく、すぐに来ていただくことにして電話を切りました。

しばらく待つうち、息子さんが松村はじめさんを車で連れて出られましたが、驚いたことにベッドまで息子さんに背負われて来たのです。ということは足が立たないということで、単なる疲れどころの話ではありません。こんな場合は、先ずお医者へ行くべきですが、なぜ私のところに来られたのでしょうか。

「ばあさんが、病院よりも先生のところがいいけんちゅうもんで、こちらの方へ連れて出てもらいました」

その言葉を引き継いで、一緒について来られた奥さんが
「姉さん、あんちゃんは何で病院へ連れて行かんの？　と言われましただども（言われたけれども）、あんなにひどかった私が、すっかり良くしてもらいましただけん（もらったので）、先生のところがいい言うて、おじいさんもこちらへ出てもらいました」

いくらひどかったとは言え、林田久美さんの場合は単なる疲労が重なっただけ、いわゆ

る未病の状態でした。ところが松村はじめさんは、足が立たないほどの重症の脳卒中ということが疑われます。やはり先ずお医者さんに、と一瞬思いましたが、とりあえず私なりに松村さんの症状の程度を調べてみることにしました。

そこで先ず、松村さんに上向きに寝てもらい、両手両足をきちんと伸ばしてもらいました。それから、右手、左手、次に右足、左足と、順々に屈伸運動をしてみてもらいました。両手両足とも何の不自由もありません。

次に再び両足をきちんと伸ばしてもらって、両足首を私が両手でしっかりと押さえ本人が膝を曲げるという抵抗運動を試みました。両足ともに案外力があります。

「これほどしっかりした足をしておられますのに、歩けませんか?」

「寝ているときは、手足ともに動きますだども（動きますけれども）、立ち上がって体重をかけると足が全然前へ出てごしません（出てくれません）」

両足とも力がありますので、急いでお医者に行く必要もあるまいと判断し、全身のマッサージを始めました。人が感心するほど良く働いていたという体だけあって、体全体の骨格、筋肉ともにしっかりしています。この分なら確実に回復するだろうと思いつつマッサージをおこないました。

松村はじめさんから聞いたところでは、若いころは駅伝の選手に選ばれたほど健康で、人が感心するほどに良く働いてきたそうです。体は頑健そのもので、患ったことはない。

病気とはおよそ無縁の体であると思っていた折りも折り、わずか五〇歳のときに何の前触れもなく足が立たなくなった。

「夜中に目が覚めて便所に行かあと思うて（行こうと思って）立ち上がったら、目の先がまあっくらになって歩けませんだけん（歩けないので）、仕方なしに寝ちょいました（寝ていました）。そいでも、たった一日で、ようなりましただども（良くなりましたが）、今思やあ（今思えば）軽い中気だったと思っちょいます」

それ以来血圧も上がるようになったため、血圧の薬も長い間飲み続けている。仕事の方は、多忙をきわめていた鶏飼もきっぱりと止め、それ以後は農作業の合間に、米子市で大工さんをしている長男さんの手伝いに通っていた。健康の方は、その後何の異常もなく今日まで平穏無事に過ごせていました。

松村はじめさんが七一歳になったばかりのころ、また足が立たなくなりました。中気が再発したと思ったそうですが、二日たっても、三日たっても、少しも良くならず、奥さんにすすめられるまま、再び私のところに来られたという次第だったのです。

松村さんの基礎体力が予想以上に良いことから、二、三ヵ月治療を続ければ必ず良くなると思いながら、初回の治療を終えました。

「頭も体もすっきりしましたけん、歩けるかも知れませんぜ……」

と言いながらベッドから下り立った松村さんは、その言葉どおり、すたすたと歩き始めたのです。この予想外に早い結果に私自身も驚きましたが、それにも増して、お医者さんより、私のところに連れて来られた奥さんの喜びようはたいしたものでした。

「先生が必ず治してくださると思っちょいましただども（思っていましたが）、たった一回でようなるとは夢にも思っちょいませんでした（思っていませんでした）」

松村さんは松村さんで、

「今まで黙っちょいましただども（黙っていましたけれども）、寝たきりになりゃあせんかと、そればっかり案じちょいましたが、こげに早あ治してもらって（案じていましたが、こんなに早く治してもらって）ありがとうございました」

と幾度も礼を言って戻られました。それ以来再発を防ぐために通われるようになりました。

全然歩けなかった人が、ただ一回の治療で歩けるようになったということは、果たして脳卒中であったかどうか。松村さんは脳卒中の再発であると言っていましたが、疑問が残ります。文献を当たってみました（私は全盲ですので妻に読んでもらいました）が、松村さんが五〇歳のとき一時的に歩けなくなった症状は、一過性脳虚血発作と思われます。

脳卒中になった患者さんの二〇％くらいは、この一過性脳虚血発作を体験しているとあります。たとえ手足が完全に麻痺していても、その後の血流の働きによって二四時間以内に回復するというのです。今回は、三日間も寝たきりだったと言うのですから、一過性脳虚血発作とは違い、脳卒中であると見るべきでしょう。

松村さんの旺盛な自然治癒力によって回復しつつあったところに、全身マッサージをおこない血流が促進されて一挙に歩けるまで回復されたものであろうと、自分なりに考えました。

次に来られたのが、松村家のご長男のお嫁さんである由紀子さん。更年期障害も絡み体の不調があって、前々から私のところに行くようにとお姑さんから、すすめられていたそうです。まだ年齢も若いというためらいもあり、なかなか決心がつかなかったようですが、そのうちに同じ年代の林田千鶴さんも通っていることを知り、ようやく来られたというわけです。

由紀子さんは、ぼやっとした肥満体で、いわゆる卒中体質なのです。そのうえ、血圧が上下し、更年期障害もあり、不安定な体調であったようです。いわゆる未病の状態というべきで、マッサージがまさに適応です。必ず良くなるものと確信して治療をおこないました。果たして、通われるたびに体調が良くなり、血圧や更年期障害も安定してきました。

そして、最近では大工さんであるご主人の仕事まで手伝うほどに良い健康状態になり、たいへんに喜んでおられます。さらに由紀子さんは松村家のご長男の嫁という責任ある立場を常に自覚していて、絶えず実家に電話をかけて松村さんご夫妻の安否を気遣ったり、時どき手作りのごちそうを米子市からわざわざ実家まで届けたり、人が感心するほどに優しいお嫁さんでもあるのです。
松村さんの奥さんも
「よそさんの嫁さんはひどい話も聞いちょいますが（聞いていますが）、私ばかりはようしてごしますだけん（良くしてくれるので）、文句の言いようがありません」
と、大満足しておられます。

松村はじめさんのご親戚の方々は、いずれも一三年ないし一四年の間通い続け、さらに今後も通い続けられると思います。いわば中間報告として、現況を述べておきます。最初に来られた林田久美さんは、おばさんと呼んでいますが、私と同年輩の人ですので、実はすでに八〇歳という高齢です。いたって元気で林田千鶴子さんの食堂で使われる野菜類は全部一人で作るほか、食堂が忙しい時には時どきその手伝いもします。仲間の間ではいつまでたっても歳を取らない元気な人という評判で、羨望の的になっているということです。このおばさんとの出会いから、松村はじめさんのご親戚とのご縁が生じ、それぞれ良い結果を得ていますが、そのきっかけを作ってくださった人として常に感謝しています。
林田家のお嫁さん千鶴さんですが、これまた順調で、あれほど硬直していた筋肉も著しく改善して今は弾力さえある素晴らしい状態になっています。動脈硬化症や脳卒中の心配もなく、元気に働いています。

この人は行動力にすぐれ、食堂のシーズンオフには町経営の観光地で働いています。私のところに通院するお母さんの久美さんを一四年間にわたり駅まで送り届け、たいへんな活躍ぶりです。このようなことが立派にできるということは、やはり体調が順調であるためで、このことは千鶴さん自身も十分承知で、私のところに来るのを楽しみにさえしているようです。

向田知子さんも不快な症状が消えて快適な日常を送っています。この人は幼いころから肌が荒れ性で、お医者にも行き、良いという薬はすぐに買い求めて試しましたが何の効果もなく、この肌の荒れ性のことがいつも悩みの種になっていたそうです。それがマッサージに通うようになってからというもの徐々に改善され、今では見違えるほどにきめこまやかな良い肌になりましたとお話ししてくださいます。

「先生のところに来たおかげで、頭のフラフラも胸の痛みも良くなったばかりか、長い間悩みの種であった荒れ性まで治していただいて、こんなに嬉しいことはありません」とも言ってくださいます。私の方こそ、荒れ肌にも効果があるという体験をさせていただいてありがたく思っています。

松村家の奥さんである志保さんも、実はすでに年齢は八〇歳になるおばあさんなのです。当初私のところに来たときには、頭がフラフラして今にも倒れそうだという以外に、長年にわたる過労の結果、腰が多少曲がりかけていました。一三年経った今日、すぐに倒れそうになるという症状もすっかり消え、腰の曲がりも進行がありません。今ではすべての無理な仕事から解放され、自家用の野菜を楽しみながら作るという理想的な老後を送っておられます。

最後に松村はじめさんです。あの脳卒中再発の時から一三年になり、年齢もすでに八四歳になりますが、元気で野菜作りに勤しんでいます。このはじめさんは、過去に一度だけ事件がありました。今から八年ほど前、奥さんから、おじいさんが急に加減が悪くなり入院したと連絡がありました。脳卒中が再発したのだろうかと思いましたが、よく尋ねてみると、急におしっこが出なくなり入院したということ。今は検査中でそれ以上のことは何も分からないと、心配そうです。

あれほど順調であったのに何故急におしっこが出なくなったのかと、私も合点が行きませんでした。その後二日ほどして原因が分かりました。風邪をひいてお医者さんで薬をもらって飲みました。血圧の薬なども一緒に飲んだために、副作用でおしっこが出なくなったのでした。原因が分かったので、四、五日して無事退院しました。

前立腺肥大の傾向も多少みられるということで、利尿剤を飲むことになりました。その後八年経ちましたが何の異常もありません。利尿剤は続けて飲んでいるようですが、これはあくまでも尿を出やすくする薬であって、前立腺肥大を止める薬ではありません。従って、八年もたっているのに症状が少しも進まないと言うことは、やはりマッサージの効果であると私は信じています。

いずれにしても、松村さんは現在のところ健康上の不安はありません。奥さんと共に野菜作りに勤しんでいます。その手作りの新鮮な野菜を米子市の長男さんに届けたり、私と同じ町内に住む小学校の教員をしている次男さんに、届けたりするのを楽しみにしています。正に理想的な老後の生活と私は思っています。この仲睦まじいご親戚の方々がいつまでもお元気であるようにと願っております。

その三　おじいさんの脳卒中と田中千代さんの素晴らしい介護

「♪～お手々つないで野道をゆけば～、♪～みんなかわいい小鳥になって、歌を歌えばくつが～」

と、私の治療院の庭に停めてある車のなかから歌声が聞こえてきます。

車のなかでは、脳卒中患者であるおじいさんに少しの間でも居眠りをさせないため、娘さんである田中千代さんが歌を歌って聞かせています。これは、この親子の間でしばしば見受けられたほほえましい光景でした。

最初に娘さんの千代さんが来られました。二年前の交通事故の後遺症がいくらお医者さんに通っても治らない理由で来院しました。その紹介者は隣家に住んでいる松村はじめさんご夫妻です。千代さんが松村さんの奥さんのことを今も「おかあさん」と呼んでいるほどに、仲睦まじい間柄とのことです。

当時、千代さんは五〇歳代でした。それまで極めて健康で病気一つしたこともなかったのですが、交通事故に遭って表面上の損傷はなかったものの、神経系に大きな影響があったとみえて、打撲していない胸部に時どき痛みが出たり、手や足が麻痺したり痙攣が起こるなどして、他人には分からぬ苦痛を味わってきた、とお話くださいました。

もちろんお医者さんにも通っていたのですが、神経系の損傷には有効な治療法もないようで、あまり良くなりません。幸いにして、マッサージを続けるうちに、だんだんと胸部の痛みも薄れ、手や足の麻痺や痙攣もいつとは知らず良くなりました。そのようなことから、おじいさんが脳卒中を発病してから一年ほどして、おじいさんも連れて来るようになり、それ以来親子揃って通われるようになったのです。

おじいさんは四年間私のところに通ったころ、あることが原因で寝たきり、その後一年八ヵ月におよぶ家庭介護の末に亡くなりました。おじいさんの発病から死にいたるまで、千代さんの至れり尽せりの介護ぶりは、素晴らしいものでした。

おじいさんにとって、千代さんは娘さんであるという以外に、必要に応じて優秀な音楽療法士であったり、理学療法士であったり、マッサージ師であったり、栄養士であったり、さらに介護士であったり、たいへんな看病と介護を成し遂げました。

娘として当然のことをしたまでと千代さんは言われますが、毎日がまるで戦争のようでした、と当時を振り返りながらしみじみと語ってもくれます。正にその通りです。私も感動を覚えます。千代さんの、その素晴らしい戦いの跡をたどってみたいと思います。

おじいさんの性格は一風変わっていました。見たところ茫洋《ぼうよう》としていて、何を考えているのか分からないような人。千代さんによれば、この世知辛《せちがら》い世の中にあって少しも競争心のない人だということ。私は中国の伝説の人になぞらえて、このおじいさんに〝太公望〟とあだ名をつけました。

もともと、このおじいさんは鳥取県の東端にある鳥取市の名家の生まれでした。不思議なご縁で鳥取県の西の端の町の農家に婿入りしていました。中学校の先生だったそうですが、婿入り先が農家ですから、農繁期には日曜日はもちろんのこと平日でも出かけるまでの朝仕事、帰ってからの夕仕事など、額に汗して働くのが普通です。

しかし、この一風変わった太公望先生にとっては農繁期も農閑期も全然関係がなく、一〇年一日の如く、広い世界を悠々と生きてきた人でした。そのために家族の苦労は大変なもので、それで母は早死にしたのだと千代さんは嘆いていました。

おじいさんの体格は、人並み以上に大きいのですが、全身の筋肉の力が、脳卒中の後遺症はあるにしても、それ以上に弱々しく頼りないのです。若いころから全然体を鍛えたことがないのだと思います。

このような人は、脳卒中の再発がなくても、自然に足が立たなくなるという危険性があります。治療師である私にとりましては、私の提唱するマッサージ療法が、おじいさんのこのように弱い筋力にどこまで効果があるのか、その可能性と限界を知る上において大変に貴重な症例になると内心ひそかに思ったものでした。


千代さんが、おじいさんの発病からの経過を話してくれました。それを聞いて、人並み以上に筋力の弱いおじいさんが歩けるまでに回復したその裏には、病院のリハビリの効果もさることながら、千代さんが考えて実施したリハビリが功を奏したものだと思いました。

千代さんは、おじいさんが発病して入院したとき、どんなに苦労してでも絶対に寝たきりにしてはならないと固く心に誓ったそうです。その時から千代さんの戦いは始まりました。おじいさんは発病と同時に入院して、最初の二週間は絶対安静で病院側のリハビリは何もありませんでした。

この期間中も、千代さんは絶えずおじいさんに話しかけて脳細胞に刺激を与えたり、手や足を繰り返しなでさすり、血流を整えたりしました。素人ながらこの時期としては最善のリハビリをおこなっていたことになります。

二週間の安静期間が過ぎて理学療法士によるリハビリが始まり、やがて独り立ちができるようになり歩行訓練が始まった段階で、千代さんは独自の歩行訓練を始めました。二時間おきにトイレに行くとき、必ず使用していた車椅子をやめて、自分の肩でおじいさんの体重を支えて共に歩くという、千代さんが考えた方法でした。

これはすぐに看護師さんに見つかり、危険だから絶対にしてはならないと禁止されました。ところが、このことぐらいでひるむような意思の弱い千代さんではありません。それ以後は、看護師さんが来られなくなる夜間を利用して、トイレの行き帰りはもちろんのこと、病院の長い廊下を利用して歩行訓練を続けました。

理学療法士による歩行訓練と千代さんによる歩行訓練の相乗効果によって、弱いおじいさんの脚力も順調に回復し歩けるようにまでなったと、私は思っています。

めでたく退院となったとき主治医さんが千代さんに、

「退院後、一ヵ月間の対応が大切で、一人には絶対にしないこと、昼間は居眠りなどさせてはならない、このようなことを守らないとすぐにでも寝たきりになる」

と言われたそうです。

絶対に寝たきりにしてはならないという固い決心をしている千代さんにとっては、主治医さんに言われるまでもなく、その対応に抜かりはありません。

家にいるときはおじいさんと畑に出て、草むしりや軽い農作業をする。外出するときにはおじいさんも必ず一緒に連れて出て、絶えず話しかけたり唱歌や童謡を歌ったりして、おじいさんが居眠りするのを防ぐ。夜は二時間おきに必ず目覚めておじいさんをトイレに連れて行くという、正におじいさんと一心同体の生活を始めたのです。

二時間おきにおじいさんをトイレに連れて行くのはなかなか大変なことで、最初のうちは目覚し時計を利用しましたが、三ヵ月も経つうちに時計がなくても時間になりますと、きちんと目が覚めるようになりました。いかに寒い冬の夜間でも二時間おきのトイレ通いは、おじいさんが寝たきりになるまでは、一度も欠かすことなく続けたと言うのですから驚くほかはありません。

おじいさんは退院して一年ほど経ったころに、私のところに来られるようになりました。千代さんが理想的とも言えるリハビリをおこなっていますので、私のマッサージ療法の効果と相俟って、おじいさんの脚力は思った以上に保てるのではないかと予測しました。

その予測の通り、一年が過ぎ、そして四年がたっても、なお歩くことができたのです。この分ならばあと四、五年は保てるのではないかと甘く考えていた折りも折り、おじいさんの体、とくに足をマッサージしてみて微妙な異変に気づきました。それはもはや寝たきりになる直前の状態と直感しました。

千代さんにそのことを率直に伝えたのですが、家に帰るとすぐ足が立たなくなったそうです。普通の人ならば週に二回ずつ治療すれば回復する余地があるのですが、おじいさんの全然鍛えていない筋肉ではその望みが持てず、治療を打ち切ることにしました。おじいさんの足が立たなくなったことには、それなりの原因がありました。千代さんのお嫁さんが盲腸で入院し、千代さんはその介抱のために家を空けました。それに続いて親戚に不幸があったり、家の新築があったりしてその手伝いのために計八日間も家を留守にして、おじいさんのリハビリが中断したのです。おじいさんはその八日間の間、毎日朝から晩まで眠り続けられました。たちまち歩けなくなってしまったのは当然の結果と言えるでしょう。

このような場合、普通の人ならば、自分で歩いて寝たきりにならないよう努力するのですが、太公望先生は自ら努力すると言うことは全然されないのです。千代さんのいないのを幸いに安心しきって毎日グーグー眠り続けられたのですから、結果はどうあれ、太公望先生の面目躍如《めんもくやくじょ》と言うべきでしょうか。

おじいさんが寝たきりになってから、すぐに千代さんから電話があり、おじいさんを入院させた方がよいか、または自宅で介護した方がよいか、見解を求められました。

入院の方は体も心も楽、自宅介護は反対に体も心も大変、ただしおじいさんの体力から見てそう長くはないと思われるので、自宅介護の方が亡くなられてからの満足感が味わえるのではないか、と意見を率直に申しました。千代さんも、いろいろ考えられた末のことでしょうが、結局自宅で介護することに決められました。

ところで、千代さんにはすばらしい画才があり、作品がしばしば東京の展覧会などで入選するほどの腕前で、私も名峰大山の作品をプレゼントしていただきました。自宅の一室に飾ってあります。

千代さんの長い間の絵描き仲間で医師でもある松田先生が、千代さんの自宅からほど近い町で開業しています。今まで千代さんはもちろんおじいさんも健康上のことについては、いつもお世話になっていました。

その松田先生に主治医になってもらって、いよいよ本格的な自宅介護が始まりました。松田先生は私と同年代の方で、五〇年もの長い間地域医療に貢献された経験豊かなベテラン医師と聞いていました。そのような素晴らしい先生を主治医として、人生の最後を診ていただくことになったおじいさんは幸せな人であると思いました。

松田先生もおじいさんの余命については、大体三ヵ月か、長くて四、五ヵ月というご意見だったようです。この点私も同じ考えでした。そのように短い期間と思えばこそ千代さんに自宅での介護をすすめたわけです。実際にはこの予測をはるかに裏切って一年八ヵ月も長く生きられました。

このように寿命が延びたことについては、さすがに経験豊かな松田先生も驚かれて、

「おじいさんの寿命の予測は全然分からんようになった」

と言われたそうです。

最大の原因は、千代さんの献身的な介護にあったと思います。当時のことは、幸いにして千代さんがメモに綴って残しておられましたので、そのメモを整理・要約して転載します。当時の千代さんの力闘のあとを辿ってみたいと思います。

『平成一〇年二月。マッサージ後、筋肉の異常を言われたが、帰宅後すぐに歩けなくなった。私も雑用が重なり八日間父のリハビリができなかったのが原因である。

以来、入院はせず、自宅介護と決心したが、主治医さんからは、あと三ヵ月、長くて六ヵ月の寿命と言われ、間もなく食事もできなくなり点滴の生活が始まった。

毎日一〇〇〇CCの栄養と脳梗塞のための薬五〇〇CCを六時間かけて点滴した。その間はトイレに行くこともできぬほどの状態だった。針が少しでも動くと液が入らなくなるからである。針の位置が正常でも父の体調の悪いときは入らないので、指先をマッサージして刺激すると入るようになり、それでもなお入らないときは心臓のあたりを軽くマッサージすると入るのが分かった。

このようにして一ヵ月が過ぎたころ、これ以上点滴を続けると血管がダメになるので、重湯でも口から入れた方が良い、プリンも喉越しが良いと言われた。

それ以後は、プリンをはじめ味噌汁、お芋、ヨーグルト、バナナ、おかゆなど、あらゆる食材を試してみたが、結局プリンとバナナを混ぜたものが一番良いということが分かった。バナナは丸つぶしより半つぶしの方が良い。スプーンに入れ、口を開かせ、舌の三分の一程度のところに入れるのがコツ。それ以上奥でも、それより舌先でも飲み込めない。その後、父の体調が安定するにつれて量と素材を増やして行き、最後にはバナナ二本、牛乳一本、味噌汁二〇〇CC、野菜を細かく刻んだもの、ヨーグルト、プリン、おかゆ四〇〇CCなど、毎回一時間以上かけて食べさせた。

父は痰がよく出るので、毎日ベッドから下に降ろし周囲を布団で囲んで倒れないようにして座らせ、痰を一々ふき取るようにしたものの、回数が重なるにつれてきれいにならない。いろいろ考えた末、新聞紙で袋状のヨダレ掛けを作り、袋のなかにティッシュを丸めて入れて、流れ落ちる痰を吸収させた。

以後は完全に衣服の汚れるのを防ぐことができた。夜間の痰の処理は吸引機を奨められたが喉を傷つける危険性もあり、指にティッシュを巻き付けて口のなかに入れ痰をふき取るという方法で処理した。夜間はとくに痰が多く出るために、一晩でティッシュ一箱がなくなるということもしばしば起きた。

血圧はやや高めの方が本人の体の調子が良く、目に輝きがあり、食事の時舌が使える。点滴も食べ物が食べられるようになるにつれて徐々に回数を減らし、最終的には五日に一回くらいになった。

床ズレを防止するために毎日体はぬるま湯でふき、とくにお尻はおしめを換えるたびに殺菌剤を使用した。父の背中は少し曲がっているので、背骨の両側に座布団を入れて背骨が直接ベッドに当たらないように工夫した。この結果、皮膚のただれや床ずれは完全に防ぐことができた。

時どき胸・手・足が腫れたりむくんだりしたが、教えていただいたマッサージを一時間ばかり続けると治るのでありがたく思った。くじけそうになるときは自分の描いた絵を目の前に置き、父と眺めることにしたが、結果として心の慰めになったと思っている。

七月の終わりごろから食事が少しずつ減り、間もなく食べられなくなってしまった。それと同時に点滴も受け付けなくなった。いよいよ来るものが来たと思ったが、あきらめることはできず、父を励ましつつ三日間口のなかに食べ物を入れ続けてみたが結局ダメであった。一応飲み込んでもすぐに出てしまうのである。

残念ながら死の近いという現実を受け入れるしか仕方がないと思った。主治医さんが来られて「よく頑張ったけれど、あと三日で意識がなくなる」と教えてくださった。涙があふれるのをとめることができなかった。

ところが、その後意識がなくなる日まで父は別人のように意識がしっかりしてきて、東京で迷子になった父の失敗談を私が話すと一緒になって笑ったり、重病の妹のことを話すと私と一緒に泣いたり、たまたまテレビで放映していた「ビルマの竪琴」を最後まで見て涙ぐんだり、とても死を目前にした人のようには思えなかった。

つい心が浮かれていろいろなことを話し、父と一緒に泣いたり笑ったりして充実した三日間を過ごすことができた。松村さんご夫妻が見舞いに来られて死を目の前にした人にはとても思えないと言われたほどである。

八月一七日、意識がなくなる。

八月一八日、再び呼吸困難。

呼びかけると、かすかに右手を動かしてバイバイと言ったような気がした。

八月一九日、主治医さんが来られて今晩か明朝までの命と教えてくださった。

血圧一一〇／七〇、だいぶ手が腫れ、呼吸が止まる。

その度にマッサージをすると治る。

八月二〇日、昨日と同じ。

八月二一日、左手が変色。手足とも体液でべっとり。

八月二二日、左手の変色さらに進む。右手も痙攣。

呼吸はあるかなきかのごとくにかすかである。

八月二三日、死亡。左手の変色はすごい。

思わず「この手を何とか治してよ」と愚痴をこぼす。

しかし二四時間後、棺に入れるときにはすっかりきれいになっていた。

顔も手足も黄金に輝き、美しくまぶしかった。

看護師の姪が「おじいさんはとてもきれいだね。こんなにきれいなのは初めてだよね」とつぶやいた』以上で千代さんのメモは終わりです。

千代さんは簡単に書いていますが、その内容は多くの示唆と教訓に満ちており、今後の老人介護のマニュアルになると言っても過言ではないと思います。私にとっては、最初の予想通り、マッサージ療法の限界と可能性を知る上において重要な症例になりました。

限界として分かったのは、おじいさんの弱い筋力に対してはマッサージだけではダメであること。千代さんがおこなったようなリハビリも必要であること。そのリハビリが千代さんの都合で八日間中断したために、マッサージは続けていたにも関わらず、おじいさんは寝たきりになったこと、などです。

可能性としては次のとおり。千代さんがいよいよ家庭で介護と決心されたときに私は二つのことを申しました。一、むくみにマッサージが有効であること、二、昼間は横にさせないで座らせておくことです。

その両方を、千代さんは忠実に守って死の直前まで続けました。寝たきり老人の常として体・手足の腫れ・むくみが生じますが、そのつど熱心にマッサージを試みて治癒せしめたこと。死の直前において呼吸停止が幾度も生じたとき、そのたびにマッサージをおこない生き返らせたこと。これは、死の直前においてもマッサージの可能性と有効性があることを実証してくださったことになります。

おじいさんが死の直前と直後に見せた奇跡とも言うべき三つの現象があります。

一つ目は、主治医さんが三日後には意識がなくなると言われた、その三日間、水も食事も点滴も受け付けない重篤な病態であるにもかかわらず、千代さんと泣いたり笑ったりうなずいたり、意思の疎通が十分にできたということ。たまたまそのころに見舞いに行った松村さんご夫妻が「千代さんのおじいさんは絶対死にゃあせん。あんなにいい顔して死なれるもんかね」と私にこもごも言われたほどです。

二つ目は、著しく変色していた左手が死後にきれいになったこと。血流が途絶えているのですから、常識では考えられないことです。

三つ目は、死後に顔や手が黄金色に輝いていたということ。このような一連の不思議な現象は常識的には理解しがたいことですが、さりとてこの世の中に不思議な現象や奇跡的なことはあり得ることで、むしろ私はさすが太公望先生にふさわしい大往生であったと思っています。

その四　軽い脳卒中の瀬川喜美さん、再発は防げたけれど……

瀬川喜美さんは軽い脳卒中患者です。以前から腰痛のために私のところに通っていた山本さんの紹介です。

山本さんの話によりますと、喜美さんは隣の家の奥さんですが、そのご主人と山本さんとは同年輩であり若いころから親しくしていました。そのご主人が突然心臓病で亡くなり、その悲しみもさめやらぬ同じ年の秋に喜美さん自身も脳卒中になり入院しました。

症状は軽く、わずかな期間で退院となりましたのに、どうしたわけか家に籠《こ》もってばかりで、外には少しも出ないというのです。平素はこまめに働いていた人だけに、山本さんはそのような姿を見るに忍びなく、私に何とかしてあげてほしいと来られたのです。

脳卒中の患者さんの再発防止という臨床経験が積めるわけで、すぐにでも来ていただきたいと思いました。当時私は還暦を少し過ぎたころで、体力的には十分自信がありましたが、病気の治療を目的とした患者さん以外にも、農作業の疲れや肩こりをほぐすといった人も多く来ておられ、新たな人を受け入れる時間的な余裕がありませんでした。

山本さんには、しばらくの間待っていただくようにとお伝えしたまま、忙しさに紛れて喜美さんのことが延び延びになりました。三ヵ月ばかり経ったころ、山本さんから、「そちらは忙しいようなので、喜美さんは鍼治療に通っていましたが、いくら通っても良くならず、やはり家に籠もったきり外に出ません。何とか助けてあげてほしい」と再度頼まれました。それで、やっと時間的な調整をして喜美さんに私のところに来ていただくことになりました。

初めて来られた喜美さんは、長い間休んでいたため筋肉は多少弱っていましたが、若いころからよく働いた体とみえて骨組みがしっかりしているという感じでした。筋肉の弱まりは一時的なもので、野良に出て働くようになれば、すぐにでも元通りになると思いました。退院後いつまでも家に籠もっているということから想像して、精神的に気弱な人であり、どちらかと言えば暗い性格のように思っていましたのに、会ってみると、意外なことに、そのような暗い影は微塵もなく、穏やかに落ち着いて話す言葉には親しみが持て説得力さえありました。このような人であればすべてうまくいくであろうと安心しました。この第一印象はその後何年経っても変わることはありませんでした。

喜美さんは、私がマッサージをしている間に、これまでの病歴やご両親・伯父さんの病歴などを話してくれました。先ずお母さんが五〇歳代で脳卒中になり亡くなり、次いでお父さんも五〇歳代に胃潰瘍で亡くなりました。さらに伯父さんも六〇歳代で脳卒中なんり亡くなったとのこと。喜美さんも脳卒中の素質を受け継いだとみえて、身長一メートル五〇センチに対して体重は七〇キロという肥満型です。

四〇歳過ぎたころから血圧が上がり始めたので、町のお医者さんにかかって、いろいろと指導を仰ぎ、血圧の薬も欠かすことなく飲み続け、その他細心の注意を払いました。四〇歳代は何事もなく過ぎ、五〇歳代も平穏無事に過ぎるかにみえました。

五七歳になったとき脳卒中になりましたが、症状は極めて軽く、わずかに左足が少し不自由といった程度。かかりつけのお医者さんに出て診てもらったところ軽い脳卒中という診断で、明日入院するようにと指示されたと言います。翌日になりますと左手も少し不自由になっていたそうです。

脳卒中は発病後直ちに入院して治療することが大切で、初期の迅速な治療を怠ったために、重篤な症状になったということをしばしば聞きます。喜美さんが一晩放置していたにもかかわらず、わずかに左手が悪くなった程度で済んだことは、不幸中の幸いだったと言うべきでしょう。

入院した喜美さんの症状は、きわめて順調に回復し四五日ばかりで、発病以前と少しも変わらぬほどに良くなりました。めでたく退院というその当日、主治医さんが、

「一応退院ですが、三年以内に再発すると思われるので、細心の注意をするように」

と、喜美さんにアドバイスしたそうです。

主治医さんにしてみれば、お母さんも伯父さんも脳卒中で亡くなっていて、その素質を

受け継いでいると思われる喜美さんも肥満体であるので、三年以内の再発はほぼ間違いないと判断して言われた言葉だと思います。しかし、喜美さんには、その言葉から受ける精神的なショックは大きく、家に帰ってからもなかなか外に出て働く気になれなくなってしまっていたのです。

これで、喜美さんがいつまでも家に籠もっている理由が分かりました。私は、脳卒中の再発を防ぐということはさほど困難とは思っていません。そのためには、喜美さんが定期的に通って来られることが必要です。喜美さんにその気持ちがあるかどうかが問題。しかし、喜美さんは脳卒中の治療と予防にはマッサージが有効であることを以前から知っていて、最初から定期的に通うつもりであったそうです。

その日以来、通って来られるようになりました。それと同時に、長い間中断していた野良仕事も始められました。日がたつにつれて、喜美さんには発病以前と変わらぬような日常の生活が戻ってきました。

喜美さんがマッサージの有効性を知っていた理由は何だったでしょうか。ずっと以前に七〇歳になる近所のおばあさんが突然脳卒中になりました。最初から寝たきりの重症で、入院しても治る見込みがないということで家庭介護になったのですが、そのうちにマッサージ師が来るようになりました。

日がたつにつれ手や足が動くようになり、やがて立ち上がり歩けるようにまでなって、ついに野良仕事までできるようになったのです。しかも、その後脳卒中の再発もなくほかの病気の発病もなく、一〇〇歳近くまで生きていた姿を見ていたそうです。

昔のことですので、マッサージを毎日していたのか、何日かおきにしていたのか、何年間続けたのか、細かい点は記憶に定かでないそうです。とにもかくにも、寝たきりであったおばあさんがマッサージによってすっかり良くなったという記憶は鮮明であったようです。それで、喜美さん自身が脳卒中になったとき、ぜひマッサージをと思っていたそうです。

喜美さんの体調は発病以前と少しも変わらぬようになりました。一年ばかりすると、喜美さんも自分の体調に自信が持てるようになったとみえます。以前働いていた仕事先から、少し手伝ってもらえないかとの誘いが来たとかで、働きに出てはいけないでしょうかと問合せがありました。

仕事の内容は、学校、病院、官庁などの清掃作業とのことでした。高い危険な場所での仕事さえ避ければ仕事をしても良いでしょうと申しますとたいへんに喜んで、以前と同様に働くようになり、六五歳まで続いて仕事をされました。

あとになって、喜美さんは笑いながら言われましたが、私が高い所での仕事は絶対避けることと申しましたのに、使われている身である以上勝手に仕事の選択はできず、言われるままに危険な仕事もしばしばおこなったそうです。幸いに怪我も事故もなく無事勤め終えたのは幸せなことであったと思います。

　喜美さんは主治医さんから三年以内に再発すると言われましたが、三年はもちろん五年たっても一〇年たっても再発はなく、私も安心していました。しかし、一二年たったある日のこと、突然救急車で入院したのです。

　いよいよ脳卒中の再発かと一時呆然としましたが、精密検査の結果心臓弁膜症であるということが分かりました。それも極めて軽症で、わずか三日ばかりで退院となりました。喜美さんは弁膜症ということを相当以前から知っていたのですが、あまり自覚症状もないので、私には黙っていたようです。私もこの時初めて知りました。

　弁膜症がわかったので、二週間に一度の治療回数を週に一度としてはいかがかとすすめてみました。すると喜美さんは七五歳から週に一度とするつもりなので、それまでは今まで通りにしてほしいと言われます。私も強いてそれ以上はすすめませんでした。それ以後五年間は何の異常もなく過ぎました。


　……が、喜美さんは平成二〇年四月七日に突然に亡くなりました。私のところへは、その六日前に来られて何の異常もなく、いつものように世間話をして帰ったばかりでしたので、青天の霹靂《へきれき》というほどに驚きました。隣家の山本さんに聞いた話では、私のところに来たのが四月二日、それから五日たった土曜日に、多少体調が思わしくないので町のお医者さんから診てもらった。

弁膜症の結果だろうと判断され、入院以来の主治医さんに診てもらったほうが良かろうということで、そのまま救急車でその病院へと行きました。喜美さんを診察した主治医さんは、一応安定しているようなので二、三日入院して模様を見るのもよし、家に帰ってもよし、喜美さん自身の判断にしなさいと言われたそうです。

喜美さんにしてみると、そろそろ農繁期、しかも明日が日曜とあって農作業のスケジュールを組み立てていたに違いありません。そのため喜美さんは家に帰って、翌六日の日曜日に朝から晩まで稲の育苗箱に床土を入れる作業を続けたのです。この作業はかなり体力を必要とするもので、しかも朝から晩までの長時間ということで、弁膜症患者の喜美さんには無理な作業であったと思われます。

仕事中には何の異常もなく、晩までに床土を全部入れ終え、夕ご飯も普通に食べ、入浴も済ませて眠りにつきました。ところが翌朝、なかなか起きて来ないので息子さんが行ってみたところ亡くなっていたということです。

「七五歳、多少若いですだども、喜美さんにふさわしい死に方だとみんな言っちょいます」とご近所の山本さんは言っておられました。確かに素晴らしい大往生でしたが、私は悔やんでも悔やみきれない残念な思いを消すことができません。

五年前に弁膜症であるということが分かったとき週に一度の治療にしていたならば、との思いがします。今年七五歳になって週に一度を実行される直前のこの悲劇、さらに主治医さんのところに出ていながら農繁期という不運で家に帰られたこと、農閑期ならば喜美さんも安心して入院してこの悲劇は未然に防げたであろうこと、などを思うにつけ、私には諦めきれないものがあるのです。

それは私の未練でしょうか。喜美さんは、あの世へと旅立って行かれたのです。今はただ喜美さんの在りし日のことをしのびながら、安らかにお眠りくださいと祈るばかりです。

その五　軽い脳卒中の白川カスミさん、山あり谷ありの最後

白川カスミさんは、今にも倒れそうな……、ということで来られました。今から一三年ほど前のことになります。

早速全身のマッサージをしながら経過を聞きました。ちょうど二年前に、軽い脳卒中となり一応入院したが、わずか一〇日ばかりで退院した。その後の経過もきわめて順調で、野菜作りなどを楽しんでいた。退院後も再発が嫌で町のお医者さんに定期的に通っていたそうです。

ここ三ヵ月ほど前から体調が少しずつ悪くなってきて、何故か回復せず困っていたとこ

ろ、ある人から教えられて私のところへ来たと言うことです。その話を聞いて、これは脳卒中再発寸前の状態だと思いましたが、七〇歳を過ぎたという年齢にしては体全体がしっかりしていましたので、必ず良くなるという確信も持ちました。そして一時間ばかりで一通りのマッサージ治療を終えました。

「頭も体もすっきりして、気持ちようなりましたけん、治っちょうかも知れませんぜ」

と言いながらベッドから下り立ち、室内を歩いてみられました。

「頭がフラフラして倒れるようでしたのに、何ともありゃあしません。こげに早いこと良うにしてもらってありがとうございました」

と丁寧に礼を言われました。

タクシーに乗って来たのに、帰りはバスに乗って帰って行かれました。このように、ただ一度だけの治療で良くなるということは、私もしばしば経験しており嬉しいことですが、同じ様な治療で同じ結果が出るとは限りません。この辺りが難しいところだと思っています。

白川カスミさんは、それ以後も脳卒中の再発を防止するために通って来られるようになりました。そのたびに体調が回復し、程なく以前と変わらぬようになり、しばらく中断していた野菜作りにも親しまれるようになりました。

それ以来三年ほどが瞬く間に流れましたが、今思い返して見ると、この三年間がおばあさんにとって一番安定した良い期間ではなかったかと思います。

いつまでも平穏無事で過ごされるかに見えましたが、町が毎年実施しております定期検診で初期のガンということが分かりました。急遽入院となり、そして手術を受けることになりました。あまり難しい手術ではなく、手術さえすればすぐに良くなるということで、私もさほど心配していませんでしたが、入院して一月ばかりたったころ、娘さんの多鶴さんから電話がかかってきました。

手術そのものは成功したが、その後の経過が思わしくない。せめてマッサージをしてみたいと主治医さんに申し出たところ一時外泊の許可が得られた。これから母を連れて出ますのでぜひマッサージをしていただきたい、ということでした。

手術すればすぐに良くなると聞いていただけに、少々意外に思いました。単なる入院疲れくらいに思い、マッサージすれば良くなるものと軽く考えて、すぐに連れて出られるようにとお伝えして電話を切りました。

しばらくして、多鶴さんと一緒に来られたカスミさんは、車からベッドまでは歩いて来たものの、様子がどうもおかしいのです。ベッドの上にようやくのぼり、倒れ込むように横になりました。このような気配から察して、私の予想よりもずっと重篤な状態であると直感しました。

カスミさんの体に手を触れてみたところ、果たして、大変な状態になっているということがわかりびっくりしました。わずか一月あまりの間にお体は、想像もつかぬほどに痩せ衰えていたのです。このように衰弱しているカスミさんには、通常のマッサージは刺激が強すぎます。なるべく優しく全身をなでさすりする以外に方法がありません。

先ず、肩のあたりをさすりながら、何故このようになったのか、尋ねますと、

「何で良うならんのか、その原因がわからん言うてお医者さんが首をかしげなはるだども、寝られんし食べれんし、身の置き所がないほど苦しうて、いっそ死んだほうがいいと思っちょいますだども、せめてマッサージをしてみたいと思うて連れて出てもらいましたですがな」

と言われます。その声にも全然力がありません。

衰弱しきったカスミさんをなでさすりしながら、すでに述べた高村マサさんと比較して考えてみました。同じように痩せ衰えていましたが、高村マサさんは手術をしていないこと、少しずつでもおかゆを食べていたこと、症状の進行が極めて緩慢でゆるやかであったこと、などが違います。

カスミさんは、手術によって肉体的に損傷を受けていること、眠れず食べられないこと、症状の進行が急速であること、高村マサさんよりもはるかに重篤な状態です。せめてマッサージをというのですが、私情にかられて、治療師として私の力ではどうにもしてあげられないという判断を誤ってはならぬと心に堅く言い聞かせつつ、マッサージを続けました。

ベッドのそばで心配そうに見守っていた多鶴さんが、

「そんなに目をつむっておらんと、いつもはしっかりと開けなさるだが……」

と言われたことから察しますと、終始目を閉じたままだったようです。

一応私の治療は終わりました。これほどまでに弱り切っている患者さんを歩かせるわけにはいきません。

「大丈夫、歩けますから……」

と言うカスミさんの言葉を制して、おばあさんを背負い、全盲ではありますが勝手知ったる自分の治療院の室内ですから、ベッドから玄関口の車まで運んで行きました。

そして、多鶴さんには室内まで戻ってもらって、

「何も食べられないと言われる以上点滴が必要で、せめてマッサージをと帰られたようですが、私のところではどうしてあげることもできないので、一刻も早く病院へ帰されたほうが良い」

と、私の考えを率直に申しました。せっかくマッサージに一縷《いちる》の望みを託しているお二人に対して何か慰めの言葉はないものかと、いろいろと思いましたが咄嗟に、

「万一今夜ぐっすり眠れて、お粥でも食べられたということになれば希望が持てますが」

と言い添えて帰っていただきました。そのようなことはあり得ない単なる気休めです。私の心は虚しいものがありました。

あくる日は日曜で、仕事は休みでしたので自宅におりました。何としてもカスミさんのことが気になって仕方がありません。せめてマッサージをとわざわざ帰って来られたのに、ただ一回きりで病院に帰っていただいていいのであろうか。さりとて物が食べられぬ以上点滴なしで家にいるというのも不可能なこと。あれこれと考えた末にせめてもう一度マッサージをしてあげたいと思って、おばあさんのお宅に電話をかけました。応対に出た多鶴さんが、

「こちらから電話をしようと思っていました」

と言われる声が実に明るいのです。治療院から帰って、おばあさんはぐっすりと眠り、少しではありますがお粥をうまそうに食べたと言うのです。

何と、私が気休めに言った言葉通りになったのです。このような偶然というものがあるのでしょうか。それならば私のところでも希望が持てると考えて、多鶴さんに、

「これからもう一度治療してあげたいと思うので、私を迎えに来ていただきたい」

と申しました。それはカスミさんの体力を少しでも消耗しないためと、カスミさんの今後の治療について相談してみたいためであると申しますと、多鶴さんは即座に承諾して迎えに来て、自宅まで連れて行ってくださいました。早速カスミさんの体に手を触れてみたところ、あれほど弱り切っていた体に微妙な力がよみがえっているのが感じられました。

「ゆんべは久しぶりにぐっすりと眠られて、おかゆもうまいと思うて食べれましたけん、わしにゃあマッサージが一番いいと思っちょります」

と言われる声も生き生きとしています。私はカスミさんの体をなでさすりしながら、よくもまあこのように良い方向へ向かってくださったことだと心の内で感謝しながら一時間あまりの治療を終えました。

そして改めてご家族の方に、今まで良くならなかった最大の理由は、少しも眠れない少しも食べられないということにあったと思います。私の治療で、良く眠れる、また食べられるということになりますと、順調に良くなって行かれると思います。カスミさんは一応病院へ帰されたうえで、正式に退院を申し出られたらいかがでしょう、と私の考えを申しました。

黙って私の説明を聞いていたご家族の方は、一言の反論もなく、

「お話は良く分かりました。そのように事を運びます。今後ともよろしくお願いします」

と快く承諾してくださったのです。そして三日後、水曜日の午後に多鶴さんから電話があり、

「月曜日に、一応おばあさんを病院に帰したうえで、退院させていただくよう交渉した結果、退院の許可が得られたので、これからおばあさんを連れて出ますのでよろしくお願いします」

とのことです。おじいさんもぜひ一緒に出ていただくようにとお伝えして電話を切りまし

た。おじいさんには、カスミさんがいま少し良くなられるまで手伝っていただくために、その方法をお教えしたいと思ったからです。

カスミさんはおじいさんと共に来られました。先ず、カスミさんの体全体を繰り返し繰り返し、なでさすりして、一時間の治療を終えました。それから改めておじいさんにカスミさんが良くなるまで暫くの間手伝っていただくようにお願いをして、体をなでさすりする順序や要領をこと細かくお教えしました。とくに注意しなければならない点は、カスミさんの体力に余裕がありませんので、決して強い力で刺激を与えないということ、しばらくの間は毎日続けていただきたいということなどをお願いしました。

そのうえで、私のところへは水曜日と土曜日の週二回来られることとし、水曜日の予約時間は、多鶴さんが職場の勤めを終わったのち、六時でも七時でも良いということ、土曜日は多鶴さんが仕事は休みということなので午後一時と定めて、私としては万全の体制を整えたつもりでした。いよいよ、カスミさんの本格的な治療が始まったわけです。

この時点では、カスミさんは必ず良くなって行くものと確信し、何の不安も感じていませんでした。実際に治療を始めてみますと、全く予期していなかった悪い症状が起こり、最初の判断が如何に甘かったかを思い知らされる羽目になりました。

確かに私のところで治療を終えて帰るときには足取りもしっかりして生き生きとしてい

るのですが、次に来られたときにはひどく弱った状態に戻っているのです。私のところで多少良くなって帰ってお粥を食べると、それを全部吐いてしまってぐったりする。また私のところに出て多少良くなって帰ってお粥を食べる、吐いて、また弱る、というような誠に不本意な症状が続くようになったのです。

このようなことは体験したことがなく、どうしたものかと、その対策に苦慮したものですが、いくら考えても良い方法は見つりません。それどころか、このような状態が長く続くと体力に余裕のないカスミさんは死にいたる危険性も十分あると考えねばなりません。もし仮にそのようになった場合には、カスミさんの退院を熱心に奨めた私の責任は重大です。かりそめにも、第三者である私がカスミさんを入院させる退院させるという、結果として生死に関わるような重大な決定事項に関与してはいけなかったのだと、しきりに悔やまれましたが、事ここにいたってはどうすることもできません。

万一最悪の事態が生じた場には、おじいさんにも多鶴さんにも土下座をして謝る以外に方法はないと、悲壮な覚悟を決めて治療を続けました。そのような私の心の葛藤を聡明な多鶴さんはいち早く見抜いたとみえて、

「たとえどのようになっても、先生に感謝こそすれ恨むようなことは絶対ありません」

とはっきりと言ってくださったのです。この多鶴さんの一言によって私はどれだけ精神的に救われたことでしょうか。それ以後は、人事を尽くして天命を待つといった心境で治療

を続けました。一進一退というカスミさんの不安定な状態は、なおしばらく続きました。

この期間中に感心させられたことは吹雪が荒れ狂う夜であっても、気温が急激に下がり道路が凍てついた夜でも、多鶴さんが一度も休むことなくおばあさんを連れて出られたことです。

それも、良くなって行くのならいざ知らず、幾たび出てもなかなか良くならぬというのにも関わらず、休まずに通われる多鶴さんのけなげな姿に、心打たれ、彼女の並々ならぬ思いに対してぜひとも良くなっていただかねばと、祈るような気持ちで治療を続けました。

そのうちに親を思う多鶴さんの真心が天に通じたものか、繰り返し続いた不安定な症状が徐々に良くなり始めたのは、治療を開始してから二ヵ月以上もたったころ、食べたものがようやく落ち着くようになったのです。こうなってくればしめたものと、私も勢いづきました。果たして、丸三ヵ月もたちますとカスミさんの体調はすっかり回復して、週二回の治療を週一回とすることができました。

思えば、この日の到来をカスミさんはもとより多鶴さんもおじいさんも、私を含めてどれほど待ちわびたことでしょうか。私は一時的にはカスミさんの死をも覚悟せねばならず、治療上の判断において重大な過ちを犯したと思っていただけに、その喜びも一入でした。

しかし、よく考えてみますと、これはすべて、吹雪の夜も凍てつく夜も一度も休むことなくカスミさんを連れて通われた多鶴さんと、どこまでも協力してくださったおじいさんのご努力の賜です。私も深く感謝した次第です。

それ以後も体調はますます順調で、四ヵ月もたちますとバスや電車を利用して一人で通うようにまで良くなりました。しかし、八〇歳近い年齢のためでしょうか体力の衰えは如何ともしがたく、以前のように野菜作りまでするということにはなりませんでした。まずまずといった状態で約二年間私のところに通われました。

ちょうどそのころ、介護保険制度が発足し各市町村において老人を対象としたデイサービス事業なるものが実施されました。その施設に白川カスミさんも通うようになりました。しばらくしてカスミさんは運悪くその施設から風邪をもらってしまい、四〇度以上の高熱が出て入院しました。

すぐに退院できると思っていましたが、一〇日経っても二〇日経っても退院できません。そして私が一番心配していた寝たきりの状態になってしまったのです。私は多鶴さんに、

「たとえ寝たきりになっても、三〇日以内に退院できれば私のところで回復する可能性があると思います。それ以上たちますと、おばあさんの年齢や体力から判断して、回復はまず不可能と思われます。」

と申しました。残念ながら、おばあさんは三〇日たっても四〇日たっても退院できず、ついに七〇日間たってようやく退院されました。もはや完全に寝たきりの状態で、私の力で

はどうすることもできません。たかが風邪の発熱ぐらいで何故七〇日間も入院していなければならなかったのか、そのあたりの事情は私には分かりません。

残念なことながら、このようにしてカスミさんと私とのご縁は切れてしまいました。その後の経過について多鶴さんから聞いたところでは、退院後三年間は自宅で介護されて、最後は入院となり七ヵ月の後に亡くなったそうです。

亡くなってから三年たっていますが、もしもあのときデイサービスの施設で風邪をもらっていなかったなら、あるいは短期間で退院していたなら、今なお元気で私のところに通っておられるのではあるまいかと思ったりしております。

これは治療師としての私の見果てぬ夢と言うべきことでしょうか。時折当時を懐かしく思い浮かべながら、今は亡きカスミさんの霊安かれと祈っております。

●脳卒中予防の実例

私が治療院を開設してから二六年がたちましたが、開設以来通い続ける人が数名おられます。次に紹介する山崎裕子さんもそのうちの一人です。

「足腰がだいぐるしゅうてしまいには歩けんようにならへんかと心配しちょいます」とのことで私のところに来られました。「だいぐるしい」とは「重苦しい」というような意味で、痛みや痙攣とは違い、強いて言えば足腰の筋肉が極端に弱くなった状態でしょう。

裕子さんの場合、その原因は、いわゆる戦争未亡人であったために長年にわたり激しい農作業を余儀なくされ筋肉疲労が重なったことであり、老化とともに「だいぐるしい」という自覚症状となったものでしょう。

当時裕子さんは六五歳、まだ高年齢と言うにはほど遠い年代でした。大柄でやや肥満ぎみであるので、体重を支えるだけでも疲労の重なった足腰の筋肉には大変な負担となっていたものと思われます。今まで病院にも何回か行き、いろいろ検査もしてもらったようですが、足腰の骨には異常はなく、無理な仕事をしないようにと注意されるくらいで、何の治療もしてもらえず、やむなく鍼治療に通っていたと言われます。いくら通っても思わしくなく困っていたところ、たまたま私が治療院を開設したことを聞いて訪ねて来られたそうです。

病院で診てもらっても器質的には何の異常もないのですから、単なる筋肉疲労だと思われます。このような場合は、マッサージを繰り返しおこなうことによりほぼ良くなるものです。問題は、大柄でやや肥満ぎみであるということで、いわゆる卒中体質と言われ脳卒中になりやすい体質です。むろん例外はありますが、大体間違いないものと思って注意した方が良いでしょう。それを申しますと、

「母親が中気で死んじょいますけん（死んでいますから）、やっぱい似ちょうますかいな

あ（やっぱり似ていますかねえ）。お医者さんには、もっと瘦せにゃあいけんといっつも言われちょいますだども、なかなか瘦せんで困っちょいます」

と言われます。ずいぶん前から血圧が上がり始め、降圧剤も欠かさず飲んでいるとのこと。足腰のだいぐるしさもさることながら、以前から脳卒中のことも心配であったようです。

私が、足腰のだいぐるしさはマッサージをすることで大体良くなるであろうということ、足腰が良くなっても脳卒中予防のために当分の間通ってみてはいかがかと申しますと、

「ええ言うことは何でもしようと思っちょいますけん（良いと言うことは何でもしようと思っているので）、よろしく頼みます」

ということで通って来られるようになりました。腰のだいぐるしさは私の予想通り治療するたびに良くなり、一ヵ月ほどもしますとすっかり良くなりました。そればかりか体全体もすっきりして良くなったと言われます。順調な成果が得られましたので、裕子さんもマッサージ療法が気に入って、そのまま続いて定期的に通うようになりました。

裕子さんは私より一〇歳ばかり年上でしたが、生まれ育った年代がいずれも戦前・戦中、物事に対する考え方に共通点があり、趣味や好みにも似たところがあるなど、これらのことも長い年月にわたり私のところに通い続けられた要因になったと思います。

例えば、私は流行歌や民謡などが大好きですが、裕子さんも同じで、三味線教室にまで

通ったほどの人です。

「声が悪いので人様の前では滅多に歌わず、農作業の合間にいろいろな歌を口ずさんだりして孤独に耐えてきた。歌の好みとしては民謡、それも昔から出雲地方や伯耆《ほうき》地方で盛んに歌われている安来節が好きで、そのためにも三味線教室に通った」

「安来節は大変に節回しが難しく、とても私の手にゃあおえませんだども、いい文句がいっぱいありましてなあ……、それらがどれだけ心の支えになったか計り知れません」とお話はつきません。何百とある民謡のなかでも、安来節の歌詞ほど多くあるものはないと私も思っています。

私のためにと言って、裕子さんは五〇ばかりの歌詞をいろいろと選んで書いてくださいました。人生の応援歌のようなもの、名所旧跡を織り交ぜたもの、男女間の複雑多様な恋愛関係を歌い上げたもの、などなど、私も感動を覚えながら幾つかを記憶に留めました。

また、裕子さんは猫が大好きで、捨てられた子猫を見るとかわいそうでならぬといった性分で、今まで多くの猫を飼って来られました。そのほとんどが捨てられていた子猫でした。このような性格は私とよく似ています。私も現在三匹の猫を飼っていますが、いずれも捨てられていた子猫を拾ってきたものです。猫に限らず生き物に対する考え方が共通しているところがあり、罪科のない可愛い子猫を平気で捨てることのできる人間に共に憤りをおぼえたものでした。

長い間飼ってきた多くの猫たちにまつわる話題も豊富で、お互いに賢い猫や間の抜けた猫、器量の良い猫や醜い猫のことなど話し合ったりしました。間の抜けた猫や醜い猫も可愛くて仕方がないといった性格で、飽きることのない猫談義に花を咲かせました。

このようなことから、裕子さんは、脳卒中の予防もさることながら、私のところへ通うのが何よりも楽しいと言われ、二三年間通い続けられたわけです。この間、幸いにして何の異常もなく平穏無事に過ごすことができました。

さて、裕子さんの回りの人たちに、不幸な出来事が次々と起きて、裕子さんは、自分はマッサージを続けたために脳卒中を未然に防ぎ得たのだということを、身にしみて実感することとなりました。

先ず今田元子さん。山崎裕子さんと同じ年代の人で、同じく戦争未亡人。隣の集落に住んでいます。同じ境遇とあって、ともに慰め合ったり励まし合ったり、三味線教室や陶芸教室、老人学級や国内旅行など、いつでもどこでも二人は一緒というほどの仲の良い間柄でした。

健康面は、山崎裕子さんが余り良い体調でなかったのに対し、今田元子さんは六五歳とは思えぬほどに良い健康状態で田畑の農作業など働いていました。元気でしたが、鍼治療に通っていました。山崎裕子さんにもすすめて、一時は一緒に鍼治療に通っていました。

しかし一〇年ほどたったころ、健康であったはずの今田元子さんが脳卒中になり入院されました。症状は軽い方で言葉もはっきりとしており手足も多少不自由になったとはいえ歩ける程度。入院後しばらくして落ち着いたころを見計らって山崎裕子さんがお見舞いに行ったところ、今田元子さんは、いきなり固く握りしめて、

「私は大失敗をした。なんであんたの先生のところに行かなかったのかと、毎日悔やんじょいます（悔やんでいます）。こんど退院したらぜひ行かあと思っちょいますけん（ぜひ行こうと思っていますから）、あんたから先生に頼んじょいてごしない（頼んでおいてください）」と、人目も憚らずおいおいと泣き出したそうです。

退院したらぜひみてあげてくださいと、山崎裕子さんからも念を押されました。もちろん異論はありません。退院したら、喜んでみさせていただきますからと、伝えていただきました。

しかし、残念なことに、これは空約束に終わってしまったのです。入院した今田元子さんは、良くなって退院するどころか、だんだんに悪くなって行きました。半年ほどたったころには糖尿病まで併発して、その後三ヵ月ばかりしますと両足切断という悲惨なことになり、入院後一年ほどで亡くなってしまったのです。

次に、これに追い打ちをかけるように、山崎裕子さんの三人の妹さんが上から順々に脳卒中になってしまったのです。二番目の妹さんは発病と同時に寝たきりという重症で、

一〇年たった現在でも入院しています。

このようなわけで、山崎裕子さんは、脳卒中になりやすい体質でありながら、二三年間にわたってそれを防ぎ得たのは、定期的におこなったマッサージの効果であることを実感されたわけです。それで幾度も私に感謝してくださいました。私にとっても、はっきりとマッサージの効果を立証してくださった例として、貴重な体験をさせていただいたと思っています。

山崎裕子さんは八八歳になり、足腰に多少の衰えはあるものの杖も必要とせず、この分ならば九〇歳半ばぐらいまでは大丈夫ではあるまいかと思っていました。平成一七年四月半ばの朝、いつものように目覚めた裕子さんは何気なく立ち上がりました。足下が急にフラフラして転倒し、腰をしたたか打ってしまったのです。

早速病院で診てもらったところ、幸いに骨には異常はなかったものの、腰の打撲によって歩行がややぎこちなくなってしまいました。このままでは寝たきりなると思いましたので、週一回の治療回数を週二回としました。二ヵ月ばかりでほぼ元のようになりましたので、週一回の治療にもどしました。

その後、夏も秋も無事に過ぎ、いよいよ寒い冬というときに、再び週二回の治療にするようにおすすめしました。冬は寒さのためじっとしていることが多く、とくに高齢の方は、体の機能が衰えやすいことが心配されるからです。裕子さんは、腰の打撲の影響がまた出てくることも考えられるのでした。私の申し出を快諾されましたが、車で送り迎えするお嫁さんが忙しいということで、断られてしまいました。

腰の打撲のときとは違って、まだ元気に歩いておられましたから、週一回で大丈夫と思われたのかも知れません。しかし私が心配した通り、寒い冬の間に脚力が衰え、春を迎える前の三月には歩けなくなってしまったのです。残念なことでしたが、裕子さんと私の長い間のご縁が終わりを告げることとなりました。

その後聞いたところでは、お嫁さんが勤めを辞めて裕子さんの介護をされたそうです。週三回のデイサービスにも通ったそうですが、私とご縁が切れて半年ばかりしたころ、最も心配していた脳卒中になり入院されました。症状が重く言葉も話せないと聞きました。人生の最終段階になって、ちょっとした対応のまずさから、長い間防いできた脳卒中で最悪の事態になったことは、治療師としてまことに残念でなりません。

その後三年、裕子さんは九一歳になられ病院でご存命と聞いております。このうえは、せめて安らかなご最後をと陰ながら願っております。

第４章

糖尿病の症例

その一　奥村仁さんの糖尿病と、奥さんのポリープ

奥村仁さん（第1章・その三、第10章・その二）は、糖尿病患者の第一号として私のところに来られました。この人を紹介してくださったのは先で述べました佐藤正吉さんです。

ある日、佐藤正吉さんが、

「先生、糖尿病は治らんもんですかいなぁ」

と尋ねて見えました。このような質問にはどう返事してよいかいつも困るのですが、治る人もあり治らない人もあり、それはあくまでも治療を続けてみた結果でないと分かりません、というような答になります。佐藤のおじいさんにもそのように申しました。すると、

「今その人は入院中。年齢は五〇歳。近いうちに見舞いに出るので先生の治療院のことを話してみるつもり。酒が大好きで、糖尿病になったのも酒が原因。入院も二回目。今回は症状が重いようで、頭髪も全部抜けてクリクリ坊主になっている。近所の人は、今度ばかりは良くならないであろうと噂している」

と言うようなことでした。今まで糖尿病患者にはご縁がありませんでしたので、もし来ていただくとなればたいへんに貴重な症例になります。ただ症状が重いようであるという正吉さんの言葉が気になりました。話には進展がないまま別れましたが、その後二、三日たって入院中の奥村さんから直接電話がありました。佐藤正吉さんから聞いて電話をしたと言

われます。

「明日からでもぜひみていただきたい。入院中でも午後の時間は自由になるので（私のところに）通える。治療の日にちと時間を決めてほしい」

そのようなお電話でした。その声が案外明るくハキハキしています。重症患者をイメージしていましたので意外でした。同時にこのような人なら順調に良くなるのではないかという直感めいたものを感じました。それで、週一回の治療日と時間をお伝えして電話を切りました。

さてその当日、奥村仁さんの全身をマッサージしてみて、それほどに弱っていないことが確かめられ、これなら確実に良くなって行くであろうという自信を深めることができました。発病以来の経過をお聞きすると、一年ほど前に町の定期検診で糖尿病が分かり治療のためひと月ばかり入院。その時は初期段階だったのですぐに治りました。

ところが大の酒好きで、若いころでもあり、ついつい酒が過ぎてまたまた血糖値が上がり再び入院したのです。今回は何故か頭髪も全部抜けてクリクリ坊主になっている。主治医さんが家内を呼んで、今後絶対に酒を飲ませてはならない、献立表に従って食事療法をきっちりと守ること、そうでないと命の保証はできないと、きつく言われたそうです。

ご縁があって、奥村仁さんは入院中から私のところに通い始められたのですが、初対面にも関わらず、ぎこちなさやわだかまりが少しもなく、数年も前から親しくしていた人のように何の違和感もないのです。正吉さんも気の良い男で誰からも可愛がられている、と言っておられました。まったくその通りの人でした。

二ヵ月ばかりたちますとツルツルの坊主頭に髪が生え始め、三ヵ月たちますときれいな髪が頭全体に生え揃いました。このようなはっきりした効果が現れたので、奥村さんは従来から抱いていたマッサージに対するイメージを根本的に変えて、それ以後は、病気の治療や予防に最適な療法であるというふうに認識したようです。そのことがその後二三年間、通い続けるようになった最大の原因であると思います。

髪の毛が生え揃ったばかりでなく体調も良くなり退院。家に帰ると、しばらく控えていた酒をまた飲み始めたようすです。次第に深酒となり血糖値が上昇。退院後一年ばかりで三度目の入院。ただし二回目の入院時よりは重くなっておらず、ひと月ほどで退院となりました。奥村さんも、さすがに酒の害に懲りたらしく反省しきりでした。その後、三年、五年、七年と平穏無事に過ぎ去って行きました。

ちょうど一〇年ばかりたったころに、妙に深刻な顔つきで、

「困ったことがありまして……」

と言われるのです。さては、また酒でも過ぎて血糖値が上がったのかと思いましたが、実は奥村さんのことではなく奥さんのことだったのです。

数年前から奥さんの大腸にポリープができるようになり、毎年五個か六個ずつ手術して除去しているとのことです。これがなかなか簡単な手術ではなく、肛門から内視鏡を入れて確認しながら慎重に手術するので相当長い時間がかかり、精神的肉体的苦痛は並大抵ではなく、毎年四月と定められた手術日が来るたびに寿命が縮むような思いをしているようで、奥村さんも気の毒でならない、そこで私に何とかしてやってほしいと言われるのです。

ポリープの治療は今まで体験はありませんでしたが、胃ガンや子宮筋腫は体験があり良好な結果を得ていたので、腫瘍の一種であるポリープも同様な結果が得られるのではと思いました。これも治療してみなければわらないので、とにかく治療してみることにしました。

奥さんの場合は、先ず全身をマッサージして血流を整えたうえ、腹部を入念にマッサージするという方法を続けてみました。奥さんにも腹部マッサージを毎日一回は必ず続けるようにお願いをしました。ご自身のことですので、ずっと欠かすことなく続けて来られました。

半年が過ぎ、手術予定日の四月になりました。病院で検査をしてもらったところ、ポリープが全然大きくなっていないので手術する必要はなく、主治医さんがびっくりされました。その後も二年、三年、四年と手術はしませんでしたが、五年目になり二個ばかりを手術しました。その後も手術の必要はなく、一〇年目に再び三個ばかりの手術をしました。このような結果に奥さんも安心したのか、最近は私のところに来られなくなりなりましたが、腹部のマッサージは毎日続けているとのことですので、ポリープの肥大も防げると思います。腹部マッサージで血流を促進することが、悪性であれ良性であれ腫瘍の肥大を止めたり萎縮せしめたりすることを、臨床の場で示すことができてたいへんにありがたく思っています。

さて、奥村仁さんの話に戻ります。最初に奥村さんが糖尿病になったとき、同年輩の親友も糖尿病になったそうです。その人の場合は最初から症状は軽く、定期的にお医者に通われる程度で入院は一度もありませんでした。

奥村さんの方は三回も入退院を繰り返したほどの重症で、いつもその親友のことをうらやましく思っていました。五年、一〇年と年月がたつにつれ、奥村さんは症状が安定したのに対し、親友の症状はだんだんと悪くなり両足切断のため入院することになりましたが、その手術の前に亡くなってしまいました。親友の死によって、奥村さんは今さらのようにマッサージの有効性を身をもって感じられたわけで、

「私も先生のところに来ておらなんだら、友だちよりも先に死んじょったかも（死んでいたかも）知れません」

としみじみと言われました。奥村さんは糖尿病患者の第一号としてマッサージの有効性を実証してくれた人として、常に感謝しています。

その二　院長の糖尿病とおばあさんの喘息

私が治療院開設と同時に米子市の医院にマッサージ師として勤務したことは「まず、はじめに」で述べました。本来、病院のマッサージは患者さん一人に対して約一〇分間、障害部位のみに限定しておこなわれます。

これは、私のマッサージに対する基本的な理念に反するものなので、どのようにしたものかと心配しましたが、院長さんがマッサージに関しては一任すると言ってくださいました。施術時間の一〇分間は守ることとしましたが、施術箇所を一局所に限定せず、全身をマッサージするという方法でおこないました。

一〇分間で全身をマッサージするには、こちらにも体力が必要になります。当時、私には多少の視力が残っており毎朝三キロほどのランニングを続けていましたので、このようなことが可能であったのです。

全身をマッサージすることは患者さんには大変評判が良く、マッサージを目的に通院する人が増え、高血圧や血糖値が安定し、頭痛・肩こり・腰痛などが軽快する人も多くなりました。定期的におこなうマッサージが病気の予防や治療に効果があるという私の考え方に自信を持つことができました。マッサージについてすべて一任してくださった院長さんのご配慮の賜であると、深く感謝しています。

ところで、私が勤め始めたころ、院長さんが軽い糖尿病になりました。毎年一、二回入院していましたが、症状は極めて軽いもので、いつも短期間で退院となりました。糖尿病に関しては前章の奥村仁さんの例もあり、軽いものならばマッサージの効果は必ずあると自信を持っていましたが、さすがに医師である院長先生にはお話しがたく、心のうちで思うばかりでしたが、私が辞める一年ほど前からマッサージを始められ、予想通り良い結果が得られました。これについては後に述べます。

それより先に、院長さんの実母であるおばあさんが長年苦しんでいた喘息がマッサージによって治癒にいたったことを述べてみます。おばあさんの年齢は八〇歳くらいですがお元気で、私のマッサージが気に入り毎日通って来られました。何かと気安くお話する間に、持病ともいうべき喘息があることが分かりました。春から秋にかけては良いものの、冬になると呼吸困難になるほどの咳が出るということで、酸素吸入をするために毎年入院されます。

「今までいろんな薬を試してみましたが、若いころからの持病で少しも効きゃあしません。毎年冬になると寿命が縮む思いです。」

と言われます。私にはマッサージの効果を試してみたい気持ちがありました。マッサージを始めたのは八月で冬の到来までには四ヵ月もあり、実験の期間としては十分でした。

治療院とは違い病院では施術時間がわずか一〇分しかありませんので、この点では効果があがりにくいとも考えられました。しかし、マッサージを楽しみにして毎日来られますので、時間は短くても効果は必ず上がるだろうと思っていました。

九月、一〇月が過ぎ、毎年決まったように咳が出始めるという一一月になりましたが、その咳が少しも出ないのです。私は心のうちで、やはり効果があったと思いました。

おばあさんには二人の娘さんがあり、いずれもお医者さんの奥さんになって京都と大阪に住んでいます。毎年一一月になりますと、おばあさんを心配してかわるがわる電話をかけてきますが、咳も出ず入院もしないと聞いて不思議がっていたそうです。おばあさんも、特別な薬を飲んでいるわけでもないし何で良いのか自分でもさっぱり分かりませんと、私に言われます。

そこで私も、多分マッサージの効果であろうということを初めて申しました。そしてマッサージがなぜ良いのか、全身の血の流れを良くするため喘息だけでなくその他の病気に対しても良い結果をもたらすであろうという私の考えをお話しました。このときは、私の話に納得したかどうか分かりませんでした。

その後一二月から翌年の三月にかけても喘息の発作は起きず、入院することもなく四月を迎えました。おばあさんは、このときになって納得がいったのか、

「今年ほど楽に冬を過ごしたことはありません。これもみんなマッサージのおかげです。ありがとうございました」

とお礼を言ってくださいました。私にとっては、喘息に対する最初の実験が成功したわけで、天にも昇る思いでした。ところが、おばあさんは本心からお礼を言われたのではなかったのです。私の喜びはぬか喜びであったわけです。

それは一年後のおばあさんの告白によって分かりました。その年の冬はいつになっても暖かく、雪も降らず、いわゆる典型的な暖冬だったのです。院長さんとおばあさんは、咳が出なかったのは、この暖冬のせいであろうと話していたと言うのです。

ところが明くる年の冬は一一月早々から雪が降り、大変に寒い冬となりました。それでも、おばあさんの喘息の発作は起きることがないまま暖かい春を迎えました。このときにいたって、おばあさんはマッサージによって喘息の発作を防ぎ得たということを実感したようです。

それで、前年の自分の考えを告白して、今度は本当に頭を下げてくださったのです。おばあさんは、それ以来私が勤めを辞めるまでマッサージを続け、喘息の発作もその他の病気もなく、八〇歳代後半の人とは思えぬほどにお元気でした。この分ならば一〇〇歳までの長寿も可能ではないかと話し合ったりさえしたものでした。

おばあさんは、治療を目的としてマッサージをした初めての人で、私にとっては意義深いものがあります。私が考えたマッサージ療法に対して、大いなる自信と明るい希望を与えてくださった最初の人として、いつまでも忘れることはできません。

さて、院長さんの糖尿病はどうでしょうか。私が勤め始めたころに発症したのですが、症状が軽いこともありマッサージの絶好の対象であると思いましたが、医師であり院長である人に言えた義理ではありませんのでご縁がないものとあきらめていました。

しかし、それまでの事例で、治療と予防におけるマッサージの有効性を理解してくださっていると思っていました。例えば、実母であるおばあさんや平森次郎さんの事例。院長さんの娘さんの出産後に出にくかった母乳がマッサージをして良く出るようになったこと。院長さんの奥さんのお友だちでうつ病で困っていた人がマッサージで治ったこと。外来患者さんの高血圧が下がったり血糖値やコレステロール値が正常になったりした事例。などなど不定愁訴が改善されたなどの事例がありました。それで、マッサージの有効性を理解してくださっていると思っていたわけです。

それだけで、私は十分満足でした。ところが私が勤めを辞める一年前になって奥さんが、

「院長も以前からマッサージを希望していましたが、先生があまりに多忙なので言いそびれていました。今日から院長にもマッサージをしていただきたい」

と私に依頼されました。やはり院長さんは医療に対するマッサージの効果を十分認識して

くださっていたのです。そのうえでの依頼ですから、必ず快癒せしめてご期待に沿わねばならないと秘かに思いました。

院長さんのマッサージを患者さんの前でおこなうわけにはいきませんので、奥さんと相談して、隣接したご自宅の六畳ほどの一室で午後一時からおこなうことにしました。

その日から毎日一年間マッサージを続けました。この期間は私にとってまたとない期間となりました。日ごろから抱いていた疑問点や矛盾点などをいろいろとお尋ねし、きわめて平易な言葉で私にも良く分かるように説明していただいたからです。どれだけ勉強になったか分かりません。偶然にも、院長さんも私と同じ昭和二年生まれということが分かり、同じ年代という親近感から、院長――治療師という堅苦しい枠組みを超えてプライベートな話までするようになり、私にとっては素晴らしい一年間だったと思っています。

施術時間はわずか一〇分でしたが、毎日おこなったので効果はてきめんで、当初は何となく筋力が衰えていましたが、間もなく筋肉に張りが出て、院長さん自身も慢性的な脱力感がなくなり、体全体がすっきりしてきたと大変喜んでいました。

年中行事になっていた入院もなくなり、私が辞める直前の三月には、奥さんと欧州旅行にも行かれました。海外旅行へ行くというのは体調に不安がないという何よりの証で、糖尿病は完全に治癒したものと私は思っています。七年間お世話になった院長さんにささやかなプレゼントができたのではないかと自負しています。

ご縁があって七年間勤め、貴重な体験をさせていただきました院長さん、おばあさん、平森次郎さんご夫妻、患者さんの方々、また全盲である私に終始暖かく対応してくださった院長さんの奥さん、全従業員の方々に対し、心から感謝申し上げまして、この項を終わります。

その三　島村崇さんの糖尿病とお義母さんのパーキンソン病

島村崇さんは糖尿病治療のために約一〇年間通って来た人です。長年、町長として町政を担いました。町長在任中に糖尿病を発病し、私のところに通院するようになりました。ご縁は、町長に当選したころからです。

島村さんのお義母さんがパーキンソン病を患って、その治療のためご自宅まで出向いてマッサージすることになったのです。ご年齢は七五歳でしたが、症状が重く、寝たきりになる寸前と言ってもよい状態でした。私としてはできるだけ長く寝たきりを予防することが当面の目標と考えて、通い続けました。

私がとくに感心したのは、お義母さんに老人や病人特有の匂いが全然ないということでした。いつお伺いしても、きれいに洗濯された衣服を身にまとい、頭の髪も手入れが行き届いて、得も言われぬ香水の香りがただよっているのでした。

島村崇さんが町長という多忙な身でありながら、帰宅がいくら遅くなっても、奥さんと協力してお義母さんを浴槽に伴って行き、体を隅々まできれいに洗ってくれるのだと、ご本人がお話してくれました。

町長ということで、自宅には来客が多く、その対応に多忙な奥さんですが、洗濯はもちろん、髪の手入れまで細心の注意を払って、至れり尽くせりの看病をしているようです。

長い間病人がいるお宅は何となく暗い陰があるものですが、島村さんのお宅はそのような暗い陰は少しもなく、いつお伺いしてみてもほのぼのとした明るい雰囲気があり、私の心のストレスさえも癒されるように思えたものでした。


「おとうちゃんやおかあちゃんがなあ、大事にしてくれますだけん、何の不足もありませんから」

というお義母さんの満ち足りた言葉を幾たびも聞いたことでした。それほどまでに満足していたのです。あとで奥さんから聞いた話ですが、今まで何度か病院に入院したそうで、入院すると決まったようにわがままが出て、主治医さんや看護師さんの言うことを少しも守らず、とにかく家に帰りたがるとのこと。

「主治医さんや看護師さんの言うことを守らないのは、家に帰りたいためのお義母さんのストライキではありませんか?」
と私が申しますと、
「そうですがな、家に居りさえすればご機嫌がいいのです」
と奥さんも笑いながら言っていました。このお義母さんの意志を最後まで尊重して、約二年間、寝たきりになっても病院に入れず、ご自宅で至れり尽くせりの看病をされました。まだ介護保険制度のないころで、奥さんのご苦労は大変なものであったと思います。しかし、お義母さんにとってはすべてのことが満ち足りた、すばらしい療養生活であったろうと思います。

お義母さんは、言葉が最後までしっかりしていて、古い昔の話など、よく私に聞かせてくれました。私が一番興味をそそられて聞いた話は彼女のご先祖にまつわる話です。

時代はちょうど幕末のころ、松江藩内における秘められた政争の一コマというべきでしょうか。ご先祖は松江藩内で藩医をしていました。ある日上役から、ある人物の毒殺を命じられました。上役の命令は君命に等しく、命令に反することはできません。しかし医師の本分は、あくまでも人命を救うことにあります。如何なる理由にせよ毒物をもって人命を断つということは、医師の基本にもとり、人倫の大道にも反します。

進退窮まったご先祖の方は、松江藩を脱藩することを決意しました。ある日の真夜中、夜陰に乗じてご家族ともども自宅を抜け出しました。追っ手の追求を避けるために、わざわざ不便な山道や峠道をたどり、日中は山中に身を潜めて姿を隠し、夜になると歩き続けるという苦労を重ね、幾日か後に現在の鳥取県日野郡日南町の山深い石見《いわみ》に落ち着いたとのこと。それから代々医業を営んできた、と言うお話です。

彼女もお医者さんの娘として成長し、歯科医師の勉強をして、その資格を取って神奈川県の藤沢市で開業していたとのことです。時あたかも太平洋戦争の末期、都会地では連日のようにB二九による爆撃が始まり、身の危険を感じて石見に帰られました。そしてご縁があり、歯科医師をしていた島村さんのお父さんの後添えとして迎えられたと言うのです。結婚後しばらくして、ご主人が病床に伏されたため、代わって歯科医師として働くようになり、パーキンソン病になるまで続けられたのです。

私も二〇歳代のころ歯を悪くして、二度ばかりお世話になった記憶があります。当時は四〇歳代の女盛りで、白衣姿の凛々しい面影が目に浮かぶようで、過ぎ去った歳月の早さに驚いたものでした。

ところで、お義母さんは私がマッサージに通い始めたころ、寝たきり寸前の状態でした。私はこの状態を少しでも長く保つことを当面の目標として通いました。その後一年間は、この状態を保つことができました。これはマッサージの効果であると私は信じておりましたが、お義母さんも島村さんも奥さんも同じように考えていたということです。

と言いますのは、同じパーキンソン病の人で、症状が軽かった人が、お義母さんよりも早く寝たきりになったからです。このようなことから、マッサージの効果を認識されたようです。それで島村さんは、後に糖尿病になったときいち早く私のところに通うようになったり、奥さんも病気の予防のために通うようになったりしたわけです。

いよいよ寝たきりになったので、マッサージを続けるのもいかがかと思いました。しかし、私のマッサージを楽しみに待っているとのことで、お義母さんの願いを尊重した奥さんからも、ぜひ続けて来てほしいとの依頼があり、結局のところ亡くなる直前までの二年間通い続けることになりました。

この二年間は、奥さんの暖かい看病により満足しきった至福の二年間であったと信じております。お義母さんとのご縁がいま少し早くて、病気の発生の初期であったなら、寝たきりになるのも防げたのではないかと、未練がましく思ったりしております。

それと言うのも、お義母さんが亡くなって数年後、パーキンソン病の初期の人との出会いがあり、その人は二〇年間私のところに通い続け、長期間入院することもなく、寝たきりになることもありませんでした。最後まで自分のことは自分ででき、看病されることもなしに、平成一九年一二月に八四歳の大往生を遂げました。

生前、主治医さんが、パーキンソン病であなたのようにいつまでも寝たきりにならない人は、今までに例がありませんと言われたそうです。はっきりとマッサージの効果を立証してくださったと思っていますが、この人のことを思うにつけ、島村のおばあさんもいま少し出会いが早かったなら、との思いをいつまでも捨て去ることができません。

さて、そのお義母さんが亡くなって五年ばかりたったころに、島村さんが糖尿病になったのです。そして、すぐに私のところに通うようになりました。島村さんのお話によりますと、島村家は代々短命の家系で、両親も早死にし、弟さんも若くして亡くなり、妹さんもその葬儀から数年後に亡くなっています。

従って、島村さんも若いころから健康面については細心の注意を払ってきましたが、六〇歳すぎてから、ついに糖尿病なったということです。無論、お医者さんにも行っていますが、それと合わせてマッサージにも通うようになったのです。

島村さんは最初にこう私に言われました。

「若いころ、野球の試合で転倒して足を骨折し今でも歩行がぎこちないこと。隣町に住んでいる友人が糖尿病になり治療していたにも関わらず症状がだんだん悪くなりついに両足を切断したこと。足の弱い自分もやがて足を切断するようになるのではないかと」

など、いかにも心配そうに言われるので、奥村さんや院長さんの体験もあり、足の切断というようなことは必ず防ぐことができると、自信を持って答えました。

さらに緑内障のことで、失明の心配もしていました。糖尿性の失明は網膜の血流の障害によって生じるもので、緑内障とは自ら異なること。さらに、糖尿病のいろいろな合併症は、ほとんど血流が悪くなるために発生するもので、マッサージで血流を促進することで防ぐことができること、などの私の持論を説明しました。それを全面的に納得したようで、ご本人はもちろん、奥さんまでも病気の予防のために通って来られるようになったのです。

島村さんに対する当面の目標は、糖尿病の進行を絶対に阻止すること、もろもろの合併症の発病を防ぐこと、そして町長の重責をつつがなく果たしていただくことにあり、重大な責任を感じました。幸いにして目標は達成することができたと思います。

体調を崩すこともなく、町長の任期満了ごとに、三選、四選と出馬され、そのたびに見事当選しました。私のところに通うようになってから一〇年、町長通算では一六年の長い間、重責を立派に果たし得たのは、健康な体調があったからこそ。そのために私がいささかでも寄与できたのは、無量の光栄と思っています。

町長を退任した後は私のところへの通院はやめ、毎日奥さんにマッサージをしてもらうようになりました。これは素晴らしいことで、奥さんも一〇年間通っていますので、マッサージの要領などもよく知っていて、最初からスムースにできたようです。奥さんだけは引き続き通って来られ、現在二〇年以上になりますが、健康で過ごしています。島村さんは、私から奥さんにバトンタッチしたとはいえ、マッサージ療法を続けることで、一番心配していた足の切断・網膜の障害などもなく、高年齢になったにも関わらず合併症も防止できました。

町長退任後も、社会福祉協議会長や、森林組合長などを引き受けて活躍していました。また、書道に秀でていて請われるまま、いくつかの記念碑に揮毫《きごう》したり、俳句もたしなみ地方紙に投稿して幾度も掲載されたり、時には碁敵と碁を打ち興じたり、まさに悠々自適、理想的な老後の生活を楽しんでいました。

最後まで寝たきりになることもなく、平成一九年六月に、自宅で眠るような安らかな大往生を遂げられました。享年八四歳、島村家としては一番の長生きだったと聞いています。亡くなる当日まで奥さんのマッサージは続いていたということです。島村さんにとって、マッサージは健康を維持するための必要欠くべからざる療法、だったのだろうと思っています。マッサージによって安らかな死ももたらされたと私は信じています。

お義母さんにせよ島村さんにせよ、ご縁があって、貴重な体験をさせていただき、心から感謝しお二人のご冥福を祈っている次第です。

第5章

椎間板ヘルニアの症例

その一　信念の人、門田清子さん

門田清子さんは私の治療院の最初の患者さんです。開業前に地元の町と隣町に配布した案内チラシを見て来られました。半年以上前から発症した坐骨神経痛がいつまでたっても治らないということで、その治療が目的でした。本来、神経痛の治療には鍼治療が有効ですが、私はいかなる疾患があっても先ずマッサージをおこなうことを基本にしていますので、門田清子さんの場合もこの基本に則り、全身をマッサージしました。

骨格・筋肉とも良く発達していて、若いころからいかに良く働いてきたかということが分かりました。マッサージをしている間に、それとなくお尋ねして清子さんの人生のあらましを知りましたが、なかなか大変な人生であったようです。

清子さんの自宅の近くに中国電力の水力発電所があり、そこに勤務していた技師の方と結婚したのが昭和一六年、翌一七年に娘・奈美子さんがめでたく誕生。その喜びもつかの間、ご主人に召集令状が届き、あわただしく戦地へと出征し一年ばかりして名誉の戦死。それ以来奈美子さんかわいさに再婚はせず、親子二人の生きるための戦いが始まりました。

当時はまだ遺族年金が支給されておらず、土木工事や山仕事、農作業の手伝いなど、職業は選ばず、がむしゃらだったそうです。今では奈美子さんも立派に成人し婿養子を迎え、二人の女のお孫さんにも恵まれ、家族四人で幸せな生活のごようすです。

さいわい健康には恵まれ、今までは病気にはなっていませんが、おばあさんの家系は脳卒中と認知症に弱く、おばあさん自身も血圧が上がり始めました。何故かお医者に行くのは嫌いで、自然療法の薬草ばかり飲んでいます。神経痛が出て半年以上にもなりますが、お医者さんには一度も行っていないとのことです。

全身のマッサージが一応終わりましたので、鍼治療をおこなうためにモンペを脱いでうつむきに寝ていただきました。驚いたことに、大腿部・下腿部の後面が黒々となっているのです。当時私はまだ視力が多少残っておりましたので、私の目にはそのように見えたわけです。不思議に思ってそっと手で触れてみたところ、それは数多くすえられたお灸の跡であることが分かりました。

半年間お医者にも行かずお灸ばかりすえていたとのこと。素人ですのでツボは分からず、指で押さえて良く効くようなところにすえ続けた結果ですが、効果はあまりなかったと笑いながら話してくれました。

私は私なりに、腰椎の両側・臀部・大腿部・下腿部・下腿部の外側に点在する陽明胃経のいくつかのツボに鍼治療をおこなって、治療院での最初の患者さんの治療を終えました。

全身のマッサージの効果は大きく、体全体の調子がすっきりして神経痛もずいぶん良くなりましたと大変に喜んでくださいました。その後三回ばかりの治療で半年以上苦しんだ神経痛が完全に良くなったと言って感謝してくださいました。

脳卒中や認知症に弱い家系で、清子さんも血圧が不安定になりつつあるとのことですので、私は予防のためにマッサージを続けられると良いと思ったのですが、神経痛が良くなったのか通って来られなくなりました。

ところが、三ヵ月たったある日、清子さんは何の前触れもなく、私のところにやって来ました。タクシーが着くとベッドまで運転手さんに背負われて来たのです。びっくり仰天、てっきり脳卒中かと思いました。とりあえず理由を聞いてみましたら、昨日、生コン車がコンクリートを運んできた。固くならないようにクワで絶えずかき混ぜるという作業を長い時間おこなった。腰に強い負担がかかったようで腰や足に痛みが生じ、今朝になって歩けなくなったと言うのです。

椎間板ヘルニアを疑いましたが、歩けないほどの重症ですから、私には治せる自信が全然ありません。そこで、入院をすすめましたが、清子さんは左右に大きく手を振って、

「入院はだめ。入院すれば必ず手術でしょうが……。私は手術が大嫌い。治るまで先生の所に通いますけん、しっかり頼みますぜ」

と、まるで押し掛け女房ならぬ押し掛け患者です。

このような人は、いろいろな病気に対してマッサージを試みたい私には歓迎すべき人ですが、それも症状によりけりです。歩けないほどの外科的な疾患はお医者さんの領分です。

やはり入院したほうが良いと重ねて申しますと、

「ＮＨＫさんで偉い先生がヘルニアは切らんでも治ると言っとりましたけん、入院は絶対にいたしません」

と最初から最後まで自説を曲げようとしません。おばあさんのしたたかな信念に負けたかたちで治療することにしました。おばあさんが言われた先生とは石田肇先生のことで、当時ＮＨＫの「きょうの健康」という健康相談番組で外科部門の担当でした。

私もその番組を見ていましたが、どんな質問に対しても親切に丁寧に、われわれ素人にも分かるようなやさしい言葉でアドバイスしていました。ヘルニアはほとんど手術する必要はなく運動療法などで自然に治って行くものであり、手術の必要なものは五％以下と言っておられました。

清子さんも、このヘルニアの番組を一部始終聞いていたようです。私は、清子さんが手術の必要な五％に入る症状かどうかが気にかかりましたが、清子さんの強い信念に圧倒されて言い出せませんでした。私の心つもりとして、今後一〇回ほど通って良くならない場合には入院するようにお願いするとして、治療を開始することにしました。

ヘルニアの治療法については、神戸視力障害センターにいたときに習っていた整体療法と、マッサージ療法とを併用して試みました。毎週二回治療することとし、ご自身にも痛みが増幅しない程度に這う運動を続けるようにお願いしました。清子さんはこれを毎日熱心に、モンペの膝がすり切れるほど続けたそうです。

しかし、その努力も虚しく、なかなか良くならず、ついに私が目標とした一〇回目の日が来ました。やはり歩くことができません。そこで私も思いきって、これ以上通っても良くなる見込みがないこと、手術の必要がある五％に清子さんが含まれるのではないかということ、など率直に申しまして入院をすすめました。

ところが、

「こんなに重いヘルニアが五回や一〇回の治療で治るもんかね。そんなにせかせかしたことを言わんと、私がもういいと言うまで先生の方から何も言っちゃあいけません」

と泰然自若《たいぜんしじゃく》としているのです。

またも逆に私の方が清子さんに説得されたかたちで治療を続けることになりましたが、さらに一〇回来られてもなお歩くことができません。私は限界であると思い、この回の施術が終われば今後の治療は固くお断りしようと心に決めておりました。

清子さんは、私のこの心をすべて見抜いていて、

「先生、歩けないと言っても一回一回良うなっておりますけん、このことは私にしか分からんことで、私は必ず治ると信じちょいますけん、それまで何も言わんと通わしてごしなはれや（通わせてくださいよ）」

と見事に私の機先を制し、やんわりと出鼻をくじいてしまわれたのです。

門田清子さんは一体全体何をこのように信じて、私のところに通い続けられるのかと不思議にさえ思いました。


そして何と、二二回目の治療が終わった段階で、ベッドから下りてすっくと立ち上がり、しっかりした足取りで室内を一周して私のところに帰り、

「歩けるようになりましたよ」

と言って私の手を固く握りしめられたのです。そして、

「先生なら必ず治してくださると信じちょいましたけん。間違いありませんでした」

と幾度も礼を言ってくださいました。

おばあさんの椎間板ヘルニアを治したのは絶対に私ではありません。二度三度私の入院のすすめを断り、泰然自若として通い続けた清子さんご自身の不動の信念の賜です。私の方が感謝した次第です。後で聞いたところでは、最初から三ヵ月通ってみるつもりだった、それで治らない場合はやむを得ず入院するつもりだった、とのこと。

足が立つようになったのは、数えてみると、七七日目です。三ヵ月の期限までは一三日を残すのみ。しかし、門田清子さんの態度は最初から最後まで落ち着いていました。予定の三ヵ月（九〇日間）が残り少なくなって行くにも関わらず、苛々されたり焦ったり、普

通の人に見られるような不安な態度が少しもなかったのです。信念の大変強い人と、すっかり感心させられました。

この信念の強さが分かるエピソードを紹介しましょう。清子さんが住んでいる町には、この町を一望できる高台に慰霊碑があって、町出身の戦死者全員が合祀されています。その地続きに資料館が建設されることになりましたが、敷地の都合で、慰霊碑の台座の向きはそのままで塔身だけの向きを変えるという前代未聞の計画が策定されました。

そして町議会に提案されました。その提案者が七期連続二八年間にわたって町政を担当している実力ある町長であったので、誰一人反対する者がなく、満場一致で可決されました。いよいよ実施される寸前になった段階で、当時遺族会の副会長であった門田清子さんの知るところとなりました。

清子さんはたいへんな決心をされ、この計画の撤回を求めて電話で長時間にわたり激しいやりとりをしたと言うのです。町長さんとしても、議会で満場一致で可決された議案であり、町長のメンツもあり、一歩も引かぬと言うかたくなな態度で対応されました。しかし、おばあさんの強い信念と一糸乱れぬ正論に、次第次第に態度が軟化し最後には、

「一晩よく考えさせてほしい」

ということで電話を切ったそうです。翌朝になり、町長さんの方から電話があり、

「一晩よく考えてみた結果、おまえさんの言うことが正しいと思えるので、この計画は白紙撤回する」

と確約までいたったとのこと。しばらく後になって、町長さんが清子さんに、

「あの時おまえさんが私に意見をしてくれなかったなら、後の世まで恥を晒すような無謀なことをしてしまっただろう。改めてお礼を申し上げたい」

と言われたそうです。門田清子さんの反論によって、七期二八年間の輝かしい町政に、後世にまで恥を晒すような汚点が残ることを未然に防げたのは、町長さんにとって幸せなことであったと思います。

もう一つエピソードがあります。門田清子さんは、戸数三〇戸ばかりの小集落に住んでいます。その裏山は数百町歩に及ぶ広大な原生林で、春はワラビやゼンマイ、コゴミ、タラの芽、ウドの芽などの山菜、秋は栗の実、キノコ、山の芋など、山の幸が採り放題、そして唯一流れる渓流は大谷川と言い、その岸辺にはセリやフキ、イタドリなどが豊富で、集落の人々にとりましては正に宝の山の山林でした。

戦後、この広大な山林の所有者が某企業となり、原生林を全部伐採して、杉・檜を植林してしまいました。そうなると、山菜などの山の幸は採れなくなり、セミや小鳥、イノシシやシカ、キツネ、タヌキ、野ウサギにいたるまで、住むに住めない山になってしまった

のです。

美しい渓流であった大谷川も河川改修という名の下に、上流から順次コンクリートとブロックに固められた人工の谷川となり、セリやフキなどの自生地も消えました。沢ガニ、川ガニ、シジミなどの貝類、川の淀みにかくれていたアマメやメダカなどの生き物たちも住むに住めない川になってしまったのです。

大谷川が日野川に流れ込む河口から上流に向かって数十メートルの間に門田家の所有する土地が存在し、この間の河川改修は清子さんの承諾なしではできません。

たくさんの有力者が入れ替わり立ち替わり説得に当たったのですが、何人であっても、河川改修という美名のもとに自然を破壊する工事には絶対反対という固い信念は崩れず、河口から数十メートルの区間だけは昔ながらの美しい景観が現在もなお残されているのです。


さて、重症の椎間板ヘルニアと思われた歩けないほどの腰痛が治ったので、私に対する清子さんの信頼度が大変にあがり、脳卒中と認知症の予防のために毎週一回通ってくるようになりました。当初は私が医院にも勤めていた関係で毎週月曜日の午後四時、勤めを辞めてからは月曜日の午後七時、二三年間欠かすことなく正確に通い続けられました。

清子さんを知る人の間では、月曜日の午後だけは何を頼んでも聞き入れてくれないということが語りぐさになっていたようです。このように熱心に通われたので、脳卒中も防ぎ得たと思います。
清子さん私のところに通うようになってから一三年ばかりたったころ、ある朝急に頭がフラフラしておかしいので、大事をとって歩くのをやめ這ってトイレに行きました。その姿を娘の奈美子さんが見て、すぐに町のお医者さんに来てもらいました。お医者さんは血圧を測りましたが、何故か黙って首をかしげたまま三度も血圧を測りました。

「おばあさんは案外しっかりしているのに、幾度測っても二四〇ということは血圧計が壊れていると思われるので、明日、私の家の方へ出てみてください」

と言って帰りました。
明くる日おばあさんが言われたとおりご自宅へ行ってみたところ、お医者さんはおばあさんの顔を見るなり、

「血圧計は壊れていなかったが、それにしても二四〇もあって、よくもまあ血管が破れなかったものだ。」

と、改めて血圧を測ってみたところ、一六〇に下がっていました。

「なんともないのかね?」

とお医者さんはくどいほど聞いたそうです。
あの朝、ちょっと変だと思ったくらいのことで、横になっていたらすぐに元通りになったそうです。

「これは先生のところに長い間通ったために血管が強くなってたのでしょう」と言って、清子さんは私をよろこばせてくれましたが、正直なところ、私もマッサージの効果であったものと信じています。

その時清子さんの年齢七三歳、血管ももろくなる年代で、二四〇の血圧に耐えられるとは考えにくいからです。このようなことがあったので、一層私を信用してくれるようになりました。


私も脳卒中や認知症は防ぎ得るものとの自信を深めましたが、清子さんが八〇歳になったころ、とうとう認知症が現れました。それにはあるきっかけがありました。古くなった自宅を建て替えるというめでたい話が奈美子さんとお婿さんの間で持ち上がりました。

清子さんも一応は了解したというのですが、長い間血のにじむような思いで改装したり建て増ししたりしてきた家ですので、愛着は断ち切れなかったようです。真夜中に家を抜け出し父母の眠る墓地へ行き、そこで長時間物思いに耽《ふけ》るようになったと言うのです。そのようなことが重なるうちに認知症が現れたようです。

最初は、私のところに来られても私が気づくことがないほど、会話は普通で異常は感じられませんでした。奈美子さんのお話では、普通の会話は何ら差し支えないのですが、あれほどの鋭い頭脳の持ち主であった清子さんが金銭面の計算がまったくゼロになり、いつどこで何ほど使ったかという記憶がなくなっていたようです。奈美子さんがそれと気づいたときには、いくつかの貯金通帳の残高がゼロに近くなっていたと言うのです。

清子さんの状態を利用して甘い汁を吸った人もあるでしょうと、奈美子さんは言っていました。そのような人がもしあるならば許し難いことだと私は義憤《ぎふん》を禁じ得ません。高齢者になるほど環境の変化に対応するのが難しくなると言われていますが、門田清子さんほどの人でもこのようになることを見て、改めて考えさせられました。

その後も、清子さんは親思いの奈美子さんが連れ添って通い続けられました。私もいかにして認知症の進行を遅らせるかを目標として治療を続け、五年間は急激な進行をとどめることができたと思っております。

その後は急激な症状の進行があり、あれほど楽しみに私のところに来ていた人が、だんだんと興味が薄れ、ついには車に乗ることさえ拒否するようになり、私にとっては誠に不本意ながら、二三年間に及ぶ長いご縁が終わることになりました。

それから三年がたち、清子さんは八八歳の高齢になられるはずですが、しっかり者の奈美子さんが側にいらっしゃる限り、幸せな毎日であると思っています。最後までご自宅で安らかに老後を送られ、天寿をまっとうされますように願っています。

その二　景山健一くんの首の椎間板ヘルニア

椎間板ヘルニアは、腰の場合が多いのですが、まれに首の場合もあります。景山健一くんは、当時まだ四〇歳代、お母さんと奥さん、二人の男の子さんの計五人家族でした。景山くんと奥さんは共々に某工場に勤めて、何不足ない平和な家庭でした。

景山くんの首が突然痛むようになり病院に行って診てもらったところ、首の椎間板ヘルニアと診断され手術で大体良くなると言われて手術したのですが、手術後幾日経っても痛みが取れません。

担当医さんにそう言いますと、それ以上は良くならない、多少の痛みくらい我慢しなさい、と言われたそうです。手術さえすれば良くなると信じていただけに落胆は大きく、それ以後は前途を悲観してやけ酒を飲むようになりました。

家族には当たり散らすというような生活が続き、たまりかねたお母さんはいたたまれなくなって娘さんの嫁ぎ先に逃げて行き、小学生と中学生の男の子も父親を恐れて近寄らず、奥さんも離婚を考えている。ただならぬ状態になっているようなのです。

これは、景山くん自身が涙ながらに話してくれたことです。身から出た錆とは言え、景山くん自身も荒れ果てた生活に嫌気がさしていたのですが、立ち直るきっかけがつかめず、困っていたのです。

景山くんのこの話を聞いて、担当医さんの対応が不親切極まりない、たとえ治らないにしても、景山くんの心を傷つけないような対応ができたのではないかと、私は義憤を感じました。しかし、今それを言っても仕方がありません。

いかにして景山くんを救えるか、それが私の使命です。私のところを訪ねて来られたのも何らかの深い縁につながっているのだと思い、必ず治してあげねばならぬという思いで治療を開始しました。

荒れ果てた家庭の和を取り戻すことが先決と考え、景山くんには、やけ酒をやめること、お母さんには自宅に帰っていただくこと、奥さんや息子さんに以前のような優しいお父さんになること、など多少説教じみたことでしたが、敢えてそのようなことを申しました。景山くんも自分自身に愛想が尽きて困り果てていた矢先であっただけに、案外素直に、「今日限りやけ酒はやめ家庭は絶対に平和にします。ヘルニアをぜひ治してください」と言われたのです。

治療については前章に述べました通りの貴重な体験がありましたが、手術をしているということが多少気にかかりました。しかし、治せるという自信を持ち、治療を続けることにしました。通われるたびに良くなり、家庭も元々が仲の良い親子・ご夫婦であったわけで、景山くんがやけ酒をやめて優しくなりさえすれば日に日に良くなるのでした。

景山くんも、良くなって行く家庭の状況を、通って来られるたびに嬉しそうに話して聞かせてくれました。ヘルニアの方も、毎週一回で二ヵ月ばかりすると、痛みもなくなりすっかり良くなってしまいました。そして、二年間休職していた某工場へも復職が許されました。その後も、景山くんは私のところに一年ばかり通いましたが、すっかり体調が安定したので、やめられました。人間失格のような状態と家庭崩壊寸前の状態が、ご縁によって回復できたことは、私にとっては嬉しい体験でした。

その三　腰が弱かった仲本昌也さん

仲本昌也さんはガン予防の実例（第11章・その二）のところでご登場願う人です。体の部位では腰が弱かったのです。弱いと言っても、腰が曲がっているとか、腰椎がずれているといったような異常はありません。それでマッサージしても全然気づきませんでした。

ある日仲本さんが中国へ旅行する直前になって、

「旅行中に腰が悪くならないか心配しております」

と言われて初めてわかりました。

中国といえば、万里の長城をはじめ遺跡をのぼったりくだったりして、足腰に負担のかかるところが多く、腰の弱い人には良い旅行先とは思えません。腰が弱いと分かっていいれば、腰の筋肉を強化する簡単な方法がありますので、それを続けていたならば何の心配もないわけですが、旅行直前ではどうしてあげることもできません。

「今度の旅行はやめときなはれ」

と私が無責任に申しますと、仲本さんは苦笑しながら、

「費用を全部払っちょうでねえ、まぁ気を付けて行って来ます」

と言って、結局旅行にでかけました。

腰が悪くなりそうな予感があったのかどうか分かりませんが、心配していた通り、旅行中に椎間板ヘルニアになってしまったのです。門田清子さんの例もありましたので、私のところでも治ると伝えてはおきました。

平素から多忙な仲本さんとしては、ヘルニアのような外科的な疾患は設備の完備した病院の方が、より早く確実に治ると思ったのでしょう、旅行から帰るとすぐに病院へ行きました。レントゲン検査の結果、手術はしなくても二週間くらいで治ると言われ、即刻入院しました。

ところが、二週間たって経過を尋ねたところ、

「ヘルニアは二週間では治らない。もう少し治療を続けてみたい」

と病院側に言われ、ひと月たつと
「いま少し模様を見たい」

とさらに引き延ばされ四六日がたったときに、突然食事の内容が変わったと言うのです。不思議に思って、仲本さんが看護師さんに尋ねたところ、

「明日手術することになっております」

と知らされてびっくり仰天、本人に黙って手術を決めるとは何事かということで、早速担当医さんを詰め所に呼んで喧々諤々《けんけんがくがく》の激しいやりとりをしました。

担当医さんの言い分は、いろいろと手当をしてみたが良くならず、手術することに決定した。手術しなければ後々歩けなくなる可能性もある。そうなってからはもう診てはやらない。など、少し高圧的な言葉であったと言います。

仲本さんは、なんとか手術を拒否し、入院費を支払ったうえ、即日退院しました。そして、結局私のところに通って、歩けなくなるどころか、わずか一〇回ばかりの治療で完全に良くなってしまったのです。

それ以来一一年になりますが、ヘルニアの再発もなく、腰が曲がることもなく、腰椎の滑り症や坐骨神経痛など腰の弱い人にありがちな疾患もありません。足腰に負担のかかるような海外旅行にも何回か行きましたが何の異常もありません。仲本さんも毎日一定の時間足腰の筋肉を鍛えていますので、私の治療と相俟って、良い状態は続くものと思っています。

この仲本さんの例では、医療上の問題が二つ現れていると思います。その一つは、医療費高騰の問題です。仲本さんは、四六日間の入院費総額は二八万円、このうち八万円は食費および部屋代、二〇万円が治療費との推測です。自己負担が一割でしたから総医療費は二〇〇万円という計算になります。仮に一五万円なら一五〇万円、一〇万円なら一〇〇万円になります。これに対して私の診療院では、一〇回分で四万円に過ぎません。四万円対一〇〇万円。この差額の大きさに驚いた次第です。病院マッサージは理学療法を法制化したことで衰退していったと言われています。再び医療制度のなかに位置づければ、医療費の抑制に寄与し得るものと私は考えています。

アメリカでは一九九〇年代から、マッサージを含むさまざまな療法を研究し、患者さんを中心に考え一人ひとりに合った療法を提供するという流れが始まったと聞いています。医療の原点に立ち返り、西洋医学一辺倒ではなく、伝統医学の考え方や治療法も取り入れ、医療本来のあり方として制度を構築しなおそうとする流れのようです。

もう一つは、健康保険・介護保険の制度の問題です。本来これらの制度は患者本人のための制度であり、ひいてはすべての国民の健康保持増進のための制度であると、理解しておりますが、この趣旨に反する現実があります。

仲本さんの場合、医療機関には、治癒にいたらなくても二〇〇万円が保険から支払われますが、私の場合は治癒しても全額が仲本さんの負担になります。これは、単に金額の大小の問題ではなく、制度の運用の問題です。今日まで、私が治療した多くの患者さんで、すばらしい効果が見られますが、健康保険制度の適用は認められず、全額が本人負担となっています。このような、制度の基本理念に反するような運用がおこなわれているという事実を指摘して、この項の記述を終わりにしたいと思います。

第6章

腰曲がりの症例

その一　吉田松子さんの家系は

吉田松子さんが私のところに来られたのは今から二五年前のことです。門田清子さんに次いで二番目の患者さんです。交通事故でほとんど仕事ができないご主人、息子さん夫婦、男の子四人の孫さん、計八人の大家族です。息子さん夫婦が勤めているために、農繁期以外の平常の農作業や二頭の和牛の飼育にいたるまで全部、松子さんが管理しています。

松子さんは腰曲がりの家系で、母親は地面をなめるような姿になり六〇歳代で寝込んだそうです。松子さんも五〇歳代ころから曲がり始め、激しい農作業で痛みまで出るようになり、痛み止めの注射通いが始まりました。

一〇年間注射を打ち続けているうちに左右の腰に二個ずつ全部で四個の注射ダコ（注射液が固まってできたこぶ）ができ痛みもだんだんと激しくなりました。それで、隣町の整骨院へ出て診てもらったところ、これはもちもさちもならぬ（どうにもならない）と言う診断にすっかり気落ちして自分の町まで帰ってきました。そこで偶然に私の治療院の看板を見て、しばらく思案したのち思い切って入ってみたとのこと。

「こげな腰でございますけん、仕事はみんなやめようと思います。」と弱り切った口調で言われました。

松子さんをマッサージしてみると、若いころからよく働いてきたようで、骨格や筋肉はしっかりしており仕事をやめねばならぬほどに弱っているとは感じられません。問題は痛みです。腰に手を触れてみると曲がり具合はまだ初期でさほど問題ではありません。注射ダコが固いこぶになっていて痛いのであろうと思われます。

ここまで固くなるにはどれほどの注射をしたのだろうか、注射を打った後をよく揉んでいればこのようにはならなかったであろうにと思いました。いくら固いと言っても丁寧に揉みほぐせば必ず良くなるでしょう。隣町の整骨院の先生が、何故治療を断られたのか分かりませんでしたが、とにかく治療を続けてみようと思いました。

松子さんは、私がマッサージしている間、

「こげな腰でございますけん、仕方ありません。欲も得もありません」

とか投げやりな言葉を幾度も言われるのです。年齢を尋ねてみますと、昭和三年生まれとのこと。私は昭和二年生まれですので、それだけで親近感を覚えました。

私は失明を目前にして治療師という新しい道を選び、第二の人生を目指していました。松子さんは、すべての仕事をやめ、希望のない哀れな生活を選ぼうとしているのです。

これは、痛みによる悪循環を断ちさえすればいいことです。そこで、全身のマッサージが終わると、松子さんの腰の治療に入りました。注射ダコの大めぐりから少しずつ丁寧に揉みほぐしていったのです。松子さんはまことに良い気持ちと言われます。それを聞いて私は必ず治るという確信を深めました。

　一通りの治療を終わりましたが、心身共に疲れ果てていた松子さんは、

「体全体が生き返ったようだ。腰の痛みも大分和らいだ。明日も必ず来させてもらいます。毎日通って来ます」

と言われたのです。三日に一度くらいと思いましたが、正直なところ開業直後の治療院で訪れる患者さんはほとんどない状態でしたから、毎日来ていただくことにしました。

　毎日通って治療を続けると、注射ダコが次第に小さくなり、六回ほどですべてなくなりました。同時に痛みも消えてしまったのです。思いもよらぬ良い結果に、松子さんは大喜びで、

「何年も苦しみぬいた腰の痛みをこんなに早く直していただき、ありがとうございます」

とお礼を言ってくださいました。私も、治療院開設早々に良い結果が得られ幸先の良いスタートを切ることができたのは、神仏のご加護によるものと深く感謝しました。

　松子さんの家系は腰が曲がりやすい家系のようですので、たとえ痛みがなくなっても、治療を中断すれば次第に腰が曲がり、痛みもまた出てくることが心配です。それを防ぐ目的で通ってみてはどうですかと申しましたところ、

「おばあさんがえらい姿になって苦労して死にましただけん、それが防げればこれほど嬉しいことはございません。いつまでも通わせていただきます」

と快く承諾され、毎週一回通われるようになりました。私にとっては、腰曲がりの予防を長期間にわたって実証できる実例となるわけです。この療法は人体の生理に適合しており必ず良い結果が得られるという自信を持ちながら、治療を続けました。

松子さんの体調はずんずんと良くなり、仕事を全部やめようとした体調が、どれだけ仕事をしても痛みが出ないばかりか、疲れもさほどに出ない体調へと変わりました。まるで若返ったようだと、私のところへも心弾ませて通うようになり、その後二五年間という長期間通い続けることになったのです。

松子さんは農作業のかたわら二頭の和牛を飼育していると申しましたが、牛を飼うのはなかなかたいへんなことです。二頭ともなればなおさらです。若いころならいざ知らず、喜寿を超えた女の人にはちょっと無理と言っても過言ではありません。松子さんは八〇歳になるまで、和牛を飼い続けました。

長い間には、輸入牛肉が増加して子牛の価格が暴落したこともありました。ほとんどの人が牛の飼育をやめる中で、松子さんは辛抱強く飼い続けました。近年、和牛の価値が見直され、子牛も高い価格が続くようになり、松子さんもやめなくて良かったと喜んでいます。これも健康にしてくださった先生のお陰ですと、いつも感謝してくださいます。

吉田松子さんは腰曲がり防止のために長い間治療を続けましたが、他方に続けなかった藤田雪枝さんがおられます。藤田さんは、松子さんと同じころに肩こりをほぐすために来られました。松子さんと同じくらいに腰が曲がりかけていました。

藤田さんのご主人は旧国鉄の職員でしたので、松子さんのように農作業はありません。それで曲がりかけでも痛みはありませんでした。しかし、次第に曲がっていくと思われましたので、それを防ぐために通ってみてはどうですかと申しましたところ、藤田さんはたいそう勝ち気な方で、腰痛体操もしておりますので腰曲がりは自分で防げます、治療は必要ありませんと見事に断られ、藤田さんとはご縁が切れてしまいました。

その後一〇年ほどたって偶然にも藤田さんの近況が分かりました。ずいぶん腰が曲がり杖をついて歩いているとのことでした。松子さんの方はさほどの進行もなく、元気に農作業や牛の飼育をしています。

それからさらに一〇年がたった段階では、藤田さんは地面をなめるほどにまで腰が曲がってしまい、体調も悪いようでほとんど入院しておられるとのことでしたが、松子さんは、いささかの変化もなく相変わらず農作業や牛飼いをしておられました。

このような結果が科学的に厳密な立証にはならないことは承知していますし、長期にわたる比較対照研究は実際にはなかなか難しいでしょう。しかし、二六年に及ぶ臨床経験のなかで、このような事例をいくつも経験すると、やはりマッサージの効果によるものと考えても良かろうとの自信が深まります。何らかの研究方法が開発されて、医療におけるマッサージの位置づけが確立されることを願っています。

しかし、あれほどお元気であった松子さんも平成二〇年三月、脳卒中で倒れました。平素から多少血圧が上がることはあると話していましたが、脳卒中になりやすい肥満体でもなく中肉中背の理想的な体格であり、多少血圧が不安定でもマッサージを続けていれば大丈夫と思っていただけに私の精神的なショックは大きなものがありました。

世の中に絶対的な治療法はあり得ないことで、いかなる場合でも例外があり限界もあるということを思い知らされました。反面、松子さんが元々腰曲がりにも脳卒中にも弱い人であったと考えた場合、マッサージを続けることで六〇代、七〇代での発病は防ぐことができ、八〇歳になってようやく発生したのだ、と考えることもできます。

門田清子さんの症例とも似ており、どちらのお母さんも六〇歳そこそこで亡くなっておられることを考えると、やはりマッサージの予防効果があったと見る方が妥当であるように思えるのです。松子さんの場合は、腰曲がりは防げたが、脳卒中は防げなかった例として、皆様のご参考に供した次第です。

その二　努力家の森田佳子さん

森田佳子さんが私のところに来られたのは今から二三年前のことです。やはり、家系は腰曲がりの系統で、お母さんもおばあさんもひどく曲がっていたそうです。お二人ともやせ型で曲がりやすい腰であったのに対して、森田佳子さんは寸胴型でやや腹が出っ張っており曲がることはないと思っていたそうです。

しかし、六〇歳過ぎたころから腰がたわみ、お腹が突っ張るようになり、歩くときにも変な腰つきが自覚されるようになりました。やはり家系は争われず、来るものが来たと一時は覚悟していたものの、何とか防ぐことはできないかと思うようになり、親しくしている近所の山岡さんにすすめられて鍼治療院に行ってみました。

その鍼の先生は何十年も前から開業している先生で、とくに脈診に優れ、手の甲を寸脈に触れてみるだけでその人の内臓の病変が分かるというベテランの先生で、私も陰ながら尊敬していた人です。森田佳子さんは以前から、治療とはいえ衣服を脱いで手で触れられたり鍼を打たれたりということにたいへんに抵抗があったそうです。腰の曲がりを防ぐためには仕方ないと思い行ってみたところ、腰曲がりのことは一言も言われず、

「あなたは肺がとても悪い」

と、鍼を打たれてすっかり嫌気がさし、一回きりでやめてしまったとのこと。今度も山岡

さんのすすめで私のところに来られたわけです。山岡さんは一年ほど前から通っていた人です。

佳子さんは、初めて来た早々に

「鍼は絶対にダメですけん」

とはっきりと言われました。私のところではマッサージが基本で、鍼治療は神経痛や筋肉痛など、ごく限られた疾患にのみ使用していますので問題はありません。

しかし、衣服の上からにせよ体に触られるのがいやならば、私のマッサージも一回きりでやめられるのではないかと思いました。マッサージをしながら、いろいろと話し合っているうちに、おばさんはやめられるどころか、長く通ってこられるだろうという予感がしました。

結果としてその通りになりました。お互いに初対面でありながら、ぎこちなさとか違和感とか、そのような感じが少しもなく、それどころか数年前から知り合っていた間柄のような心安さがあり、話が大いに弾んだからです。肝心の腰曲がりは、まったく初期の段階で治療を開始するには最適の時期で、この程度ならほぼ完全に今の形を保てると確信しました。

寸胴型の体形だから大丈夫と信じていたのに、腰曲がりの前駆症状が自覚されるようになり、ご自身のおばあさんやお母さんのたいへんな姿を見ているだけに、何とか防ぎたいと思っていた矢先、大丈夫、曲がらないという私の言葉は大きな救いになったろうと思いました。

しかし当時、半信半疑で聞いたようです。二三年も前のことをよく覚えていて、「お前さんは良いときに来た。今からならこのままの姿をいつまでも保つことができる。〈甲の上〉を差しあげる」

と大変ほめてくださったですよ、と笑いながら言われます。さらに、「私はあくまでもてご（手伝い）だけん、あんたの腰はあんたが本気になって守りなさいよ」と言い、腰痛体操を教えたそうです。その体操も、おざなりにやっているだけではダメ、三〇回とか五〇回とか必ず数を数えて毎日続けるようにとも言ったそうです。

佳子さんそれを半信半疑で聞いていたわけですが、「自分自身のため」ということは間違いないと思い腰痛体操はずっと続けた結果は、私の言った通り上々でしたので、「すべては先生のお陰で、いつも感謝しております」

と私を喜ばせてくださいます。当時に私が言った言葉を教えてもらいますと、その一言一言が懐かしく思い出されました。うまくアドバイスしていたものだと我ながら感心しながら聞きました。当時は初対面でありながら、それだけ打ち解けていたことにもなります。

さらに、

「腰が曲がり始めたことは、当時の写真を見るとよく分かる。どれもこれも反り返っているように写っている」

と言われました。それは腰のたるみを少しでも良く見せようとする意識の現れで、ここに通うようになってからは、ごく自然に普通の姿に写っていると言うのです。そのころは住んでいる日野川沿いの橋を行き帰りするときの姿に、近所の人たちが

「森田のおばさんも腰が変になりだした」

としきりに噂していたそうです。

そのような腰つきも徐々に改善されて、今では逆に歳の割に良い姿だ、とむしろ羨ましがられているとのことです。佳子さんの腰曲がりが、私が当初予想した通り完全に予防できたのは、マッサージの効果と共に、私が教えた腰痛体操を熱心に続けて来た森田佳子さんご自身の努力の結果でもあります。

ところで、佳子さんの心臓病についても述べておきます。私のところに通い始めてから一〇年ほどたったころ、心臓が急にドキドキし始めました。お医者で検査して診てもらったところ、たいしたことではないと、あまり熱心には治療してくれませんでした。

そこで、私に相談されますので、取り敢えず二週間に一度の治療回数を毎週一度にして模様を見ることにしました。ご自身に入浴後、固く絞ったタオルで胸の辺りをやや強く摩擦するように教えました。これも熱心に実行したので、その効果はテキメン、わずかひと

月ばかりで完全に良くなったのです。

従って、治療回数も元に戻しましたが、胸部の摩擦は腰痛体操と共に今も続けているそうですから、大変な努力家というべきでしょう。心臓がドキドキしていたころには、町の検診では「心臓肥大で、要治療」と書かれていたのですが、その後は「要注意」とのこと。

年齢が高くなるにつれて、要注意が要治療になるのが普通ですが、お医者さんの治療は全然受けていないのに、要治療が要注意になったのは、全身のマッサージによって血流を整えた結果であろうと確信しております。

以上のように、佳子さんは、腰曲がりの進行も、心臓肥大の進行もほぼ完全に防ぐことができました。私の最大の関心は、この体型、体調をいつまで保持して、幾歳まで生きられるかということです。佳子さんは、八六歳の高年齢で、正真正銘の「おばあさん」です。

しかし、八六歳になっても、その声は実に若々しいので、やはり「おばさん」と呼ぶのが相応《ふさわ》しい人。人柄は明るく、さっぱりしていて誰からも好かれています。

いつまでもお元気でいてほしいと思い、私の治療院に通う人のなかで一〇〇歳を超える最初の人になるのではないかと、密かに期待しています。ご自身も努力家ですから、その可能性は十分にあり、そのようになってほしいと心から願っています。

第7章

肥満の症例

その一　柴田美世さんの肥満は万病の元か？

柴田美世さんは、今から一四年前、ちょうど五〇歳というときに、神経痛の治療のために来られました。紹介者は、同じ集落に住んでいる千代さんで、親しくしている人だからぜひ治してあげて、という千代さんからの電話もありました。

いつものごとく全身のマッサージから始めましたが、先ず驚いたのは、大変な肥満体であるということでした。体重を尋ねますと

「七〇キロしっかりあります、身長は一メートル五〇センチくらい」

と言われます。瀬川喜美さん（第3章・その四）とそっくりな体型ですが、彼女が脳卒中になったのに対し、美世さんは脳卒中はもちろんのこと、内臓の疾患もないそうです。

このたび、初めて坐骨神経痛となり、お医者さんにも通ってみたが、注射を打ったときは治ったようでも時間がたつとまた痛み出すということの繰り返しで困っていた。千代さんにすすめられて来てみた、と言われます。

神経痛の治療には自信がありましたが、問題は美世さんのこの肥満体でした。毎年受けている町の検診では、いつも保健師さんや担当のお医者さんから、肥満は病気の元であるから、痩せなさい、と言わるそうです。しかし、暴飲暴食ならいざ知らず普通に食べて太っているわけで、食べずに痩せると言うことにも抵抗があり、困っているようすです。

このような例は世間に多くあることです。普通の食事で太っている人が無理な節食を長く続けてかえって体調を弱らせ病気になった人の例も聞いています。私はこのようなことには疑問を持っていて、たとえ肥満のままでもマッサージを繰り返しおこなうことによって病気は防ぎ得るのではないかと考えていました。

幸いに三年前に瀬川喜美さんとの出会いがあり、三年の間に瀬川喜美さんは脳卒中の再発もなく、他の病気の発病もないので、私の考えは的中していると自信を深めていました。図らずも柴田美世さんと出会い、美世さんが私の考えを理解して通ってくださるなら、再び臨床体験ができるわけで、ぜひそうなってほしいと思いました。

そのためには先ず神経痛を確実に治すことが先決です。全身のマッサージが終わると、うつぶせになっていただいて腰部・臀部・大腿部・下腿部の後面に点在する坐骨神経痛の治療穴に鍼を打ち、最後に丁寧に指圧をおこなって一通りの治療を終えました。美世さんは

「注射とは全然違って体中が生き返ったようです。神経痛も治ったよう」

「明日も必ず出ますので、よろしくお願いします」

と大変に喜び、帰って行かれました。

美世さんの神経痛は二度の治療で良くなりました。このように早く良くなる例は少なくて、なかには二〇回も治療してようやく治るという例もあります。十人十色という個体差があるのはもちろんですが、美世さんの場合は幸いに予想以上に早く治ったのです。

そこで私は思いきって、肥満による病気の予防のために定期的に通うことをおすすめしてみました。すると美世さんは何のためらいもなく即座に快諾されました。検診のたびに、保健師さんやお医者さんから、肥満は病気の元になるので、痩せなさいと言われ、自分でも十分承知しているが無理な節食もできず困っていたところなので、私の言葉は渡りに船であったのか、むしろ喜んで通う気持ちになったようです。

その後、早いもので一四年がたちました。美世さんの体重は少しも減少しません。依然として七〇キロあります。年齢も六四歳になりました。初老期というべき年代で、体調も衰え始め病気の前触れのような症状が自覚されるような年代です。

しかし、美世さんは、病気の兆候は全然ないのはもちろん、風邪さえひかず、検診でも血圧・血糖値は正常です。ただ、コレステロール値がときどき高くなることもありますが、マッサージを定期的におこなって血流の滞りを調節していればあまり問題にしなくてもよいと思っています。コレステロールは、血管の内壁に付着し血管がせばめられ血栓になりやすくなるか、血管がもろくなって脳出血になりやすいか、などの問題の原因になります。

私は、定期的なマッサージによって血流が良好ならば、この付着がしにくくなると考えています。一四年間の臨床経験で立証されたと思いますし、その他の病気の発生も未然に防いでいます。たとえ肥満体であってもマッサージの効果があることの証明になるであろうと考えています。

美世さんも大変喜んで、太っていても何の不安もありませんから、これからもずっと通わせていただきますと言ってくださいます。「肥満は万病の元」という定説を覆す経験が続けられるわけで、美世さんには私も感謝している次第でございます。

その二　大石直子さんのめまい

「もしもし、以前お世話になった大石でございますが……」

という電話がかかってきました。この大石さんは、以前に一度だけ来られた人ですが、はっきり覚えていました。役場に勤めていて、県境近くの集落に住んでいる人です。

「家内のめまいがひどく病院で検査をしてもらった。どこにも何の異常もない。無理をせず仕事を休んでいなさい。このような症状は、先生のところでもダメでしょうか?」

と言われたが、幾日休んでいてもめまいが止まらない。という電話でした。

調子が悪いので病院へ行って調べてもらったが、何の異常も見つからないというような事例は多くあります。年輩の人の大部分は、血流が停滞して脳卒中になる前の状態であると見ています。その場合は、マッサージで血流の停滞を改善すれば、ほとんど良くなるものです。

マッサージによって改善したという体験が幾人もあります。そのような自信から、

「検査で何もなければ、マッサージで順調に良くなると思いますから」

と申しました。

「それは助かります。すぐに連れて出ますので、よろしくお願いします。」

ということで、電話が切れました。

やがて来られた大石直子さんの全身を早速マッサージしましたが、驚くほどに肥満体なのでした。肥満が原因でめまいが誘発され、脳卒中直前の状態になっていると思いました。

直子さんの話では、体重は八〇キロ、食べ物はごく普通、そんなに多く食べないのに少しも痩せられないとのことです。めまいがして頭がフラフラするようになったのはつい最近のことで、すぐ病院に出て精密検査をしてもらったが、脳内には何の異常もない。メニエール病も疑われて耳のなかも調べたが、これも異常がない。結局仕事の疲れであろうということで、暫く休んでいなさいと言われたわけです。

いくら休んでいてもめまいは止まらない。万一脳卒中にでもなれば、三人の子はまだ成人していないので、前途はどうなるものか、そのことばかり心配している、と言われるのです。　直子さんは、このとき四八歳、肥満の上に更年期障害もからんでいたと思われます。

いずれにしろ、マッサージで改善するだろうと確信を持って治療にあたり、全身のマッサージを終えました。果たして、

「体も頭もスッキリしましたけん、良くなるかも知れません」

とお二人とも大喜びで帰って行きました。二度目には、直子さんが車を運転して来院。二度のマッサージですっかり良くなってしまいました。このような効果に驚いていました。

病気の原因とマッサージの効果について、私の持論を説明し、たとえ肥満であってもマッサージを続けて血流を整えれば病気が防げることを、瀬川喜美さんや柴田美世さんの例を引いてお話しました。直子さん理解されたようで、良くなった後も二週間に一度の治療日を定めて通うようになりました。

それから数年たちましたが、めまいも頭のフラフラも一度も起きていません。毎年の町の検診でも、血圧・血糖値は正常との結果が出ています。コレステロール値には多少の変動があるということですが、前項で述べたようにあまり問題にはならないと思っています。

肥満であっても病気は防げると言うことは、安部喜美さん、柴田美世さん、大石直子さんら、三人の例が証明してくれていると思います。無理な減量は必要ないのではないかと思います。このような効果が医学的な研究によって証明されることを期待しています。

直子さんは、体調が良くなった後、町内の医療施設で働いています。マッサージを続けた結果か、働くようになった結果か、体重は五キロ痩せました。それでも七五キロですから、まだ肥満体と言うべきです。食事制限はしていませんが、瀬川喜美さんは一〇キロ減、大石直子さんは五キロ減、柴田美世さんは全然変わらず、と三人三様です。将来は、膝への負担が心配されますので、今から毎日膝のマッサージをするようにおすすめしています。

大石直子さんは、約一〇キロ離れた山深い集落に住んでいるお母さんも、連れて出られるようになりました。お母さんは長い間リウマチで苦しんでいたそうです。その痛みもマッサージを続けることで徐々に薄れて行き、今では農作業も楽にできるようになったと喜んでいます。母娘仲良く通って来られる姿にほのぼのと心温まる思いがあり、お二人ともいつまでもお元気であるようにと願っています。

第8章

その他の症例

その一　自律神経失調症　――田中福吉さんの場合

小学校の校長先生である田中福吉先生は十数年前に来られました。当時は平教員で年齢は四〇歳前後、正に男盛りという年代でしたが、自律神経失調症となり、お医者さんに通ってみてもなかなか良くならず、私のところに来てみたということです。

早速全身をマッサージしてみると、筋肉に全然力がありません。この筋力の衰えから推測して、自律神経失調症もかなり重症だと思いました。自覚症状としては、時折胸が圧迫されて息苦しくなるとのことですが、病院で検査をしても心臓や肺には何の異常もなく、結局自律神経失調症と診断されたと言います。

自律神経失調症は薬だけの治療ではだめだと、以前から思っていました。全身の神経や血管に適当な刺激を繰り返すマッサージ療法の適応であると考えており、福吉先生はこれを実証するチャンスと思い、治療を開始しました。治療を続けるたびに、徐々に筋肉に力がよみがえり、弾力が感じられるようになりました。胸の圧迫感もいつのまにか消えて行きました。やがて、絶好調の健康状態になりました。

学校での検診の結果でも異常はなく、血圧・血糖値とも正常で推移しています。福吉先生も大変喜んでくださいました。私の考えが的中したと思っています。先生は、良くなった後も、私が提唱する予防の重要性を認識されて、再発防止のため、またご自身の父親が脳卒中で倒れているので、その素質を受け継いでいるところからその予防も兼ね、十数年間通い続けています。体調はすこぶる良く、今日まで何の異常もありません。

その二　うつ病　――岡本由美さんの場合

岡本由美さんは、うつ病の患者さんでした。私が勤めていた医院の院長さんの奥さんの紹介です。奥さんが、ある日私に、親しくしている友だちがうつ病になっていること、主治医さんから、なるべく静かなところで休んでいるようにと言われていること、などを話してくださいました。

私は、うつ病の人が静かなところで休んでいても良くはならないから、私に治療させてほしい、この医院に入院させればよい。個室でなく四人部屋がいいと思う、炊事の手伝いをしてもらうこと、などのことをお願いしてみました。

岡本由美さんは早速四人部屋に入院して来られまして、毎日私がマッサージをすることになりました。当時、年齢は五〇歳前後、うつ病とは思えぬほどに明るい人でした。

うつ病の原因には精神的なストレスがあると理解していますが、マッサージとともに精神的なアドバイスも必要でした。私自身、失明を目前にして、悩みを一切捨て前向きに生きようする、その生き方もお話しながら、由美さんにも前向きな考えをおすすめしました。

うなずきながら聞いてくださいましたので、何らかの参考にはなったものと思います。

精神的なストレスから自律神経が乱れ、血流が停滞しているならば、マッサージによって良い結果が得られるという私の考え方もお話して、不安感を除くように努めました。

近年、うつ病が増えておりその病型も多様ですが、このような方法は岡本由美さんには適合したようで日に日に回復。入院後一月ばかりですっかり良くなって、めでたく退院となったのです。この結果にご本人はもちろん、院長さんの奥さんも大変喜んでくださいました。

その三　過敏性大腸症候群　――井上美子さんの場合

井上美子さんは二九歳の女性、妊娠七ヵ月の時流産しかけて産科に入院し、出産まで三ヵ月間トイレに行く以外は安静を強いられました。時どきお腹が痛むので痛み止めの薬と、トイレでいきまないように下剤と、二種類のお薬を出産まで毎日飲み続けました。

出産は無事に終わったものの、お腹の痛みがなくならず、日がたつにつれ段々ひどくなり、ついにはいても立ってもおれぬほどの激痛が時折起こるようになりました。検査をしてみてもお腹には異常が見つかりません。結局、過敏性大腸症候群と診断されました。過敏性大腸症候群はそれほどの痛みはなく、美子さんの症状は珍しいと主治医さんも言われたそうです。

治療法は、痛み止めの注射を打つくらいで、根本的な治療法はありません。良いと言われる薬をいろいろ買って飲みましたが、少しも効かず一年ほども苦しみ続けているそうです。

これは、美子さんのお父さんが話してくださったこと。そしてさらに、

「最近では、自殺をすりゃあせんかと、そればかり心配しております。先生のところじゃあ、治らんもんでしょうかねえ」

と言われます。私はこの疾患の知識はありませんでしたが、お父さんのお話から推測して自律神経失調症であると思い、田中福吉先生や岡本由美さんの体験もあったので、治療してみたいと思いました。

そこでお父さんに、ぜひ美子さんに一度来てみてもらってくださいと申しました。次の日、早速美子さんが来院されたのです。マッサージをして驚いたことに、二九歳の若さでありながら痩せ衰えて筋肉に力がありません。痛みが出るという腹部にも全然力がありません。これほど弱っているので、痛みを抑えることができず、痛みが繰り返すのだと判断しました。しかし、二九歳の若さですから、この若さに賭ければ回復の希望はあると思いました。

マッサージによって、失調、と言うよりは狂ってしまったような自律神経の機能や血液の流れを整えることを目指しました。同時に、弱り切った体力を早急によみがえらせるの

が重要であると考え、美子さんご自身にも、痛みのないときを利用して腹筋運動や腹部のマッサージ、ジョギングまたは早足の散歩などを実行するようにお話しました。

それらの要領もお教えしました。井上美子さんご自身の努力と、私のマッサージの相乗効果によって、必ず良くなるとはっきりと言って、精神的な不安を取り除くように努めました。弱り切っていた美子さんも、マッサージが終わると、安心した様子で帰って行かれました。

果たして、通うたびにめきめきと良くなって行きました。若いこともあり、私が教えて運動を確実に続けたこともあって、痛みの程度も和らぎ間隔も遠のくようになり、三月ばかりで忌まわしい痛みが少しも出なくなりました。体重も徐々に増加し、激痛におののいていた精神状態もすっかり安定して、本来の健康を取り戻すことができました。

そして、約一年間通い続け、心身共にすっかり安定したところで、通院をやめることになりました。やめるときにも、運動は続けると言っていましたから、ぜひ続けていただいて、若さに相応しい健康で明るい人生を送ってほしいと思っています。

その四　乳腺症・甲状腺肥大・子宮筋腫　――川崎正美さんの場合ほか

川崎正美さんは一三年ほど前に初めて来られました。当時四〇歳、薬剤師さんとして勤めているとのことでした。最近になり肩こりがひどくなって、来られました。

早速マッサージを始めました。肩や首筋がこちこちに凝り固まっています。骨組み筋肉は全体的にしっかりして、若いころスポーツで鍛えたとのことで、その名残が感じられました。

しかし四〇歳ですから、血液の停滞が徐々に始まり、肩こりのような自覚症状が出ているわけです。肩こりそのものは病気ではありませんが、病気の誘因になりますから、定期的なマッサージで病気の発生を防ぐことが大切です。

そのような考え方を、薬剤師さんという専門家である川崎さんにお話しました。その時点ではどれほど納得されたか分かりませんが、それ以来定期的に通うようになりました。

何回か通われるうちに、乳腺腫もあり子宮筋腫もあると話してくださいました。子宮筋腫は相当大きくなっており、手術した方が良いとお医者さんに言われているものの、どうしても気が進まず未だに放置していると言われます。そこで、私は高村マサさんのガンの症例（第1章・その一）や奥村仁の奥さんのポリープの症例（第4章・その一）また乳腺症や甲状腺肥大が治った症例などをお話して、治療を始めることにしました。ご自身でも乳房のマッサージや腹部のマッサージを毎日朝晩二回ずつおこなうようにお願いしました。

その結果の前に、乳腺症や甲状腺肥大の体験をお話します。乳腺症の患者さんは隣町のある部落の及川秀子さん、六〇歳の女性。肩こりをほぐすために来られましたが、そのうちにひどい乳腺症であることが分かりました。二〇年ほど前からぽつぽつと出始めたそうですが、それがだんだんと多くなり、今では両方の乳房にぎっしりと出ていると言われます。ただし痛くも痒くもないので、そのまま放ってあるが気持ちが悪くてならないとのことです。

全身のマッサージのあと、乳房のマッサージを丁寧にしてあげ、ご自身にも毎日朝晩二回ずつ乳房マッサージを続けてもらうようにしました。結果三ヵ月ばかりで消失しました。そして二年ほど通われましたが、その後も乳房マッサージは続けているようです。

小学校の同級生の谷恵子さんは、農作業の疲れを癒すために通ってきていました。ある日突然、入院して手術をすると言われます。平素から健康状態は良好でしたので私もびっくりしまして尋ねますと、甲状腺だと言われます。相当以前から少しずつ大きくなってお り、お医者にも通っていたものの、ついに一定限度の大きさになり手術した方が良いと言われ、入院日・手術日も決まったとのことです。

私が触れてみますと、ピンポン玉くらいに肥大した甲状腺が喉の中央に突出していました。甲状腺のことは一言も言われませんでしたが、もっと早く知っていれば簡単に防げたものを、と愚痴を申しました。谷さんにしてみますと、マッサージでは防ぐことができないと思って黙っていたそうです。手術は断るようにおすすめしましたが、すでに主治医さんとも相談して決めたことですので、今さら断ることは難しいとためらっておられました。私が症例を話しましたところ、ようやく納得されて手術を断り、私の治療を受けることになりました。

治療は簡単そのもので、全身をマッサージしたあと喉の全体を丁寧にマッサージするだけです。この要領で、谷さん自身にも毎日朝夕二回ずつマッサージを続けてもらいました。

効果はテキメンで、三ヵ月ばかりで平常の姿まで縮小しました。それから病院に行って主治医さんに診ていただいたところ、主治医さんもびっくりして、どうしてこのように良くなったのかとの質問に、谷さんは漢方薬で治したと答えておいたと笑いながら話してくれました。それ以後も喉のマッサージを続けて再発を防いでいます。

さて、川崎正美さんの経過ですが、私が予想した通り、乳腺腫はひと月ばかりで跡形もなく消失しました。子宮筋腫もひと月ばかりたったころから小さくなっていくのが分かるようになり、丸四ヵ月でなくなってしまいました。このようなはっきりとした結果に、川崎さんもさすがに驚いて、肩こりのために通っていたのに、乳腺腫や子宮筋腫までが治り感謝してくださいました。手術が嫌であったのでなおさらであったようです。私も貴重な体験をしたわけでありがたいことだと思っています。

その後、川崎さんは肩こりも出なくなったと言うことで、私のところへの通院はやめていますが、乳房のマッサージと腹部のマッサージは続けているようです。その再発の防止だけでなく、乳ガンや心臓疾患、あるいは胃ガン・腸ガン・子宮ガン・肝臓ガンなどの予防にもなると思いますのでぜひ続けていただいて、健康で明るい人生をと思っています。

その五　注射ダコ　――高山大吉さんの場合

注射ダコは吉田松子さん（第6章・その一）で述べましたが、もう一例をご紹介します。高山大吉さんは私と同年輩、幼いころにやけどをして左足の膝から下がやや小さく、歩行が多少ぎこちないのですが、若いころから重労働で鍛え上げた体は体力があり、農作業・山仕事・土木作業など、どんな仕事にも何の支障もなく働いてこられました。

しかし、無意識のうちに左足をかばい右足に負担がかかっていたようで、五〇歳を過ぎたころから右足の下腿部に痛み止めの注射をするようになりました。痛み止めは痛みを根本的に治すものではありません。それで、繰り返し注射するようになりました。問題は注射したあとを丁寧に揉んでおかなかったこと。打ちっ放しということですと、注射ダコができます。

高山さんも、注射後の適切な処置がないために、右足の下腿部の後面に三個の注射ダコが上から順々にできてきました。数ヵ月前からは右膝に水が溜まるようにもなって、そのつど水を抜いてもらうものの、これも根本的な治療にはなりません。そこで大きな病院に行って診てもらったところ、手術をしたほうが良いと言われ、高山さんも承諾しました。稲の収穫寸前と言うときだったので、稲の収穫後に手術日を決めて戻られたということです。たまたま、駅前の酒屋さんで友だちと酒を飲みながらこの話をしたところ、酒屋さんの奥さんの紹介で私のところに来られたというわけです。

その奥さんは数年前から私のところに通っていて、店に来る人で体調の悪い人があると私のところを紹介してくださる人でした。それにしても、高山さんの場合、膝に水が溜まったのは注射ダコの影響であると思われますのに、注射ダコの治療を抜きにして関節を手術すると言ったお医者さんの言葉は不可解に思われます。

高山さんの体をマッサージして、同年輩の私も同様ですが、重労働で鍛えてきた体なので、五〇歳代半ばを過ぎていましたが体力のある健康な体だと感じました。

右足の注射ダコに触れてみましたが、たこの部分だけでなく下腿部全体がこちこちに固くなっています。下腿部が固いので膝関節にも悪い影響が出て水が溜まったものと思いますが、我慢強くて働き者の高山さんは一日も休むことなく働き続けてきたのです。

吉田松子さんの例もあるので、注射ダコは必ず良くなる、また水が溜まる膝も良くなるであろうという信念をもって治療にあたりました。あと一週間で稲刈りが始まるとのことですので、それまで治してあげたいと目標を定めて、毎日通っていただきました。何分にも基礎体力がしっかりしていましたので、効果も極めて順調で、わずか五回の治療で注射ダコが消え、膝の水もなくなり、昔通りの健康な右足になりました。高山さんも大喜びで、「こげに早いこと、ようにしてもらって、稲刈りに間に合うし、膝の手術をせんでもええし、こげに嬉しいことはありません」

と帰って行かれました。稲の収穫が無事に終わってしばらくしてから、新米三〇キロをお礼だと持って来てくださり、

「なんぼ働いても痛みもなく、水も溜まらず、こげに楽に働かれたのも先生のお陰です」

とのこと。このままではまた痛くなるので、防ぐために自分で両足の膝の回りと下腿部のマッサージを毎日続けるようにと教えますと、それだけは必ず続けるとお話しくださいました。マッサージを続ければ、下腿部の痛みも膝に水が溜まることも起きはないと思っています。

第9章

高齢者と事故による死の実例

その一　階段からの転落 ――徳本光代さんは

私の治療院には開業当初から高齢の方々も多く来ておられます。常に私が心配していることは、たとえ病気は防げても、ふとしたことで事故が起きやすいこと。そのために高齢の方々にはいつもながら細心の注意を払われるようにと、アドバイスしてきました。残念なことながら、今までに三人の高齢の方が、ふとしたことで事故になり、結局はその事故が元となって亡くなりました。

隣町で長年にわたり衣料品店を経営していた徳本光代さんは、治療院を開業して間もないころに、門田清子さんから聞いたということで来られました。当時すでに七九歳という年齢にも関わらず、今まで病気ひとつしたことがないと言うだけでなく、体全体がすっきりしていて高年齢の人にありがちな体形の乱れが少しもありません。ただし、相当以前から肩こりがあり、それをほぐすためにしばしば米子市の治療院に通っていたそうですが、近くで私が開業したと聞いて来てみたということでした。

私は開業して間もなくでマッサージの技術もあまり上手ではなかったと思いますが、徳本光代さんは私のマッサージが体に良く合うのだと言われて、週一度と日時を定めて通うようになりました。その後しばらくして、高校の教員をしているというご長男の奥さんにもすすめて、嫁・姑ともども通われるようになりました。

　ここでの章の内容とそれますが、徳本光代さんのご家族のお話を少々させてください。五年ばかりたったころでしょうか、さる高校の校長になったばかりのご長男が、朝目覚めたところ手がふるえたり足がふるえたりして歩きづらくなったそうです。

　それまで何の異常もなく健康そのものだったのですが、米子市の病院に入院して精密検査を受けることになりました。五日たっても一〇日たっても何の異常も見つからず、おそらく精神的なストレスや疲労のためであろうということで、当分自宅で静養するようにと言われて退院となりました。自宅で幾日静養しても少しも良くならず、お母様の徳本光代さんのすすめで私のところに通うようになりました。

　このように、手や足が痙攣しているのに精密検査では何の異常もないということはよくあることで、大部分は脳卒中の前触れと私は思っています。前触れのかたちは、天井がぐるぐる回るようで歩けないとか、頭がフラフラして歩けないとか、いろいろですが、ほとんどが病院で検査しても異常がなく、結局原因はストレスや疲労と言われて自宅で静養ということになります。

　自宅静養で良くなる人もありますが、少しも良くならず結局脳卒中になってしまったという例もあります。縁あって私のところに来た人は確実に良くなっていますので、この校長先生の場合も私には最初から治せるという自信がありました。

しかし、お母様の光代さんやご本人にとっては、病気になっては大変ということで、定年までにはまだ多少の間があるというのに、教員の職を辞めると言われます。

ご本人よりもお母様の意向が強いと聞きましたので、光代さんに私の患者さんの幾人かの事例をお話して、ご長男の場合も必ず良くなりますから退職は思いとどまるようにと申しましたが、

「いやぁ、欲も得もありません。万一倒れてみなさいな、惨めなことになりますがな」

と言われ、その光代さんの強い意向で、校長先生も長い教員生活に終止符を打たれました。

その後の治療経過は順調で、ふた月ばかりで症状はすっかり良くなりました。この素晴らしい結果にご本人も光代さんも今さらのように驚かれ、少々早まったことをしてしまったと後悔していました。

しっかりしている光代さんですが、マッサージなどは病気を治すものではなく肩こりをほぐすくらいのものであるという偏見があり、マッサージの効果によって治るという私の言葉を信ずることができなかったのだと思います。


それでは、元の内容に戻ります。その後、三年、五年、一〇年と歳月はたちましたが、光代さんの健康状態は依然として良好なばかりでなく、その美しい体形もまったくそのま

ま、九〇歳以上になっても杖などはまったく不要でした。初対面の人に、わざと、光代さんが幾つ位に見えるかと尋ねてみますと、大体七〇歳代後半と答える人が多く、九〇歳を過ぎているると申しますと、びっくりされます。

この徳本のおばあさんこそ、私のところに通う人のなかで、一〇〇歳第一号になる人と確信していました。そのためには足の衰えを防ぐ必要があり、毎日歩くようにと、通い出された当初からおすすめして、光代さんも毎日熱心に歩き続けていました。

ところが、まったく予期しなかった事故が起きて、一〇〇歳第一号の夢が幻になってしまいました。光代さんが私のところに通い始めてから一六年がたち、九四歳になっていた平成一三年のある日、二階から下りる途中の階段で足を踏み外し、そのまま階下まで滑り落ちてしまったのです。

たまたま庭で草むしりをしていた前校長先生がそのただならぬ音を聞いて駆けつけてみますと、お母様の光代さんはしばらく滑り落ちたままの姿で座っていたと言うのですが、やがて自力で立ち上がり、スタスタといつもと変わらぬように歩き出しました。

そのようなことから、病院には一度も行かず、私のところへ二回ほど出られましたが足腰には何の異常もないと言っていました。不思議なことだと思っていましたが、滑り落ちてから二〇日ばかりたってから徐々に足が不自由になり、ついに歩けなくなってしまいました。

病院で検査もしましたが、何の異常も見つからず、滑り落ちたときの衝撃で座骨神経が麻痺してしまったのであろうという見立てでした。病院ではとくに治療はなく、私が週に二回ご自宅に出張することになりました。何回治療しても良くなる兆しがありません。私も一〇回ばかり通ってから、一六年続いたおばあさんとのご縁を心ならずも打ち切らせていただきました。

ご自宅へ行ったときに奥さんから光代さんの日常の様子を聞きました。何十年も前から二階の一室を寝室にしていて、九〇歳を過ぎた超高齢になっても、足がしっかりしていたので、何の支障もなく階段を上がり降りしていたそうです。

常識で考えれば、九四歳のおばあさんが毎日階段をあがりおりするというのは、たいへんに危険で無謀なことで、なぜとめてあげなかったのか、と思いましたが、今さらどうすることもできません。階下で寝起きしていたなら、このような事故は未然に防ぐことができて一〇〇歳の長寿を保ち得たであろうと思うにつけ、いつまでも残念に思っている次第です。

その二　転倒・骨折　——樋口敏子さんは

次に紹介する堀口敏子さんは、徳本光代さんと同じ町に住んでいるおばあさんです。私のところへ来られたのは七三歳のときでした。相当以前から左の膝関節が悪く、長い間お医者さんに通い続けていたが、それでも全然治らず悪くなる一方。そのうちに良かったはずの右の膝関節も悪くなり、今ではお医者さんにも行かず自宅で毎日ごろごろしていらっしゃるようです。

そのような生活ではすぐに寝たきりになる、それを防ぐには老人車などを利用して危険のない状態で毎日歩き続けることが大事だ、と私が申しますと、真剣に受け止めてくださって、それから毎日老人車につかまってたどたどしい足取りで歩くようになりました。

町の人の間で評判になるほどだと言います。町の薬屋さんが、

「おばあさん、あんたの足は今にも寝たきりになるような弱々しい足ですのに、いつまでも歩けるのはどういうわけです?」

と真顔で聞かれたそうです。敏子さんは私に、

「先生のところに出ておらにゃあ、とうに寝たきりになっていたでしょうなあ、有り難いことです」

と言ってくださいました。

正直なところ、あのまま家でごろごろしておられたなら、確実に寝たきりになっていたと思われます。ご縁があって、私のところに通うようになり、足の衰えや脳卒中などの発生を防ぐことができたと思っています。

実は、堀口敏子さんは農家でありますために、若いころから農作業などで体はよく鍛えていて、やや小柄で小太りではありましたが、足が少し弱い以外は良い健康状態でありました。病気ひとつしたことがなかったものの、六〇歳くらいから血圧が上がり始め薬をずっと飲んでいるそうですが、どうしたわけか二年に一度くらい血圧が急に上がり今にも倒れそうになることがあります。これこそ体質というべきで、このような人にこそマッサージ療法が有効であると考え、そのことをお話したら納得して、それで通い始めたわけです。

その効果があって、血圧の急上昇はなくなり、敏子さんも喜んでいました。ところが一〇年ばかりしたころに、しばらく途絶えていた血圧の急上昇が起きました。おじいさんが亡くなり、葬儀などで数日間心身共に疲れたことがきっかけになったと思われます。まるで頭が首から引きちぎられるような感じで、うつむいて寝たまま身動きできないということで、町のお医者さんに来てもらったところ、

「血圧を測りながら、なんとまあ、よくも血管が破れなかったものだねえ」

と感心して言われたとのことです。私もご自宅へお伺いしてマッサージをしましたが、敏子さんはやはりうつむいた状態で寝たままでした。

私は足先からマッサージしました。血圧が上がっているとき、肩からのマッサージは、血圧をさらに上げて脳出血を誘発するおそれがありますから絶対にダメです。足先のマッ

サージは逆に血圧を下げます。

私も足先から丁寧にマッサージを始め、全身のマッサージを終わりますと、

「久しぶりにすっきりして楽になりました。自分の体のようになりました」

と言って仰向けになり両手をぞんぶんに伸ばしました。翌日も来てほしいとのことで、次の日もご自宅へ出張してマッサージをしました。

数値は定かでありませんが、お医者さんが驚くほど血圧が上がっていたのに、血管が破れなかったのは、平素から続けたマッサージで血管に弾力があり高血圧に耐えることができたのだと私は思っています。

後になって敏子さんが言われたのですが、うつぶせになって三日間身動きできず、下の世話をお嫁さんしてもらったとのことです。よくもまあ脳卒中にならなかったものだと思ったと言われます。

「みんな先生のおかがです。こちらの方に足を向けては寝られんと思っちょぃます」

とまたしても私を喜ばせてくださいました。私としても貴重な体験をさせていただきありがたいことだと思いました。

血圧の急上昇を防ぐことができれば、このまま長生きできると思っておりましたが、ある日自宅で転倒してしまいました。手の骨が折れて、私のところへの通院も中断しました。ふた月ほどたったとき、今度は脳卒中が出てしまいました。それも意識がないほどの重症

で、二日後に亡くなってしまいました。高齢の方にとっては、ふとした事故がいかに重大な結果をもたらすか、改めて深く考えさせられました。

その三　転倒・骨折　――森下ヒロさんは

森下ヒロさんは、おじいさんと共に駅前で日用品店を開いていました。お二人とも親切で丁寧な人ですので、お店にはごひいきが多いようでした。

おじいさんの方は町の俳句同好会の幹事役をしていて、私も同好会の一人として大変お世話になりました。そのご縁から、最初はおじいさんが私のところに来られたのですが、実はおばあさんの森下ヒロさんの方がちょっと弱っていたのです。名の付いた病気はないものの、体調が何となく思わしくなく、お店が忙しくなるとすぐに疲れが出て休む。旅行へ行くと旅行疲れで必ずお店も休む。冬になるとすぐ風邪を引いて寝込んでしまう。それでヒロさんも通って来られるようになりました。

一年、二年たつと、効果がだんだんと見えてきます。お店が忙しくても、旅行へ行っても、疲れが出て休むというようなことがなくなりました。冬になっても風邪を引くことがなくなりました。このような少し弱々しいような人の場合は、マッサージの効果がはっきりと現れやすいものです。ヒロさんも大変喜んでくださいました。

自宅からお店まで五〇〇メートルくらいあり行き帰りは車で通っていたのですが、ぜひ歩きなさいという私のすすめを守って、毎日歩いて通われるようになりました。だんだんと足に力がつくと、首筋や腰をしっかりと伸ばし歩幅もやや広めにし、両手を振って良い姿で歩くようになり、近所の人も噂をしていると言います。ヒロさんも健康に自信がついて、これもマッサージのお陰と喜んでおられました。私も、この分ならば九〇歳くらいまで大丈夫と予測していました。

ところが、一八年通って八四歳になったころ、自宅で洗濯物を干しているときに転倒して上腕部を骨折し急遽入院ということになってしまいました。平素から事故には注意しようと言っていたのですが、それが現実になってしまって残念ですと、ヒロさんは病院からわざわざ電話をかけてくださいました。

私も残念に思いましたが、骨折が一日も早く癒えて退院される日を心待ちにしておりました。しかし、入院後一月半ばかりして脳卒中が起きてしまったのです。しかも症状は重く、三ヵ月ばかりして地元の病院に転院され、約二年間そこで入院生活をされた後八六歳で亡くなりました。

以上、三人のおばあさん方はいずれもふとした事故がもとで亡くなりました。実は、私はこの三人には夢と期待を掛けていたのです。健康の度合いは異なっていましたが、毎日歩いていたという共通点があり、病気になって入院するとか寝たきりになることもなく、最後は自宅で安らかに死を迎えてくださるだろうという、治療師としての私の夢と期待でした。

これは十分な可能性があることと信じておりました。思いも掛けぬ事故によって死期が早まったということは、返すがえすも残念なことでした。高齢者の方にとっては些細な事故も重大な結果につながることを、三人のおばあさんによって思い知らされた次第です。

第10章

安らかな死の実例

その一　大島美代子さんの眠るような死

病気の予防および治療については一定の成果をあげることができたと思っています。しかし、治療師としての私が究極の夢としている「自宅での安らかな死」を迎えられた人は、なかなかいらっしゃいません。

平成一七年一一月に、一人のおばあさんが自宅で眠るように亡くなりました。長い間私が描いていた夢と期待に見事に応えてくださいました。このおばあさんが、大島美代子さんです。二〇年前に初めて私のところに来られました。隣町の農家のおばあさんで、当時六六歳ということでした。

早速全身のマッサージをして不思議に思いました。農家の重労働を経験してこられたような骨格や筋肉の逞しさが少しもないのです。農家に生まれ育ったものの、小さいころから健康に恵まれなかったために、ご両親も農作業の手伝いなどはさせず、小学校を終えてからも和裁や料理、華・お茶など花嫁修業をさせたので、恵まれた青春時代を過ごしたようです。

その反面、成長期に体を鍛えることがなかったために、体格は繊細なまま、農家に嫁いでから農作業をしたそうですが、体格そのものは変わらなかったというわけだったのです。美代子さんのご主人が脳卒中で、手足が多少不自由で、寝たきりでこそありませんでしたが、言語障害が残りました。そのため絶えず苛々して、ちょっとしたことでも美代子さんに当たり散らすというようで、心身共に疲れ果てて、私のところに来られたのでした。

それ以来、ご縁があって長い間私のところに通い続けました。その折々に美代子さんが話してくださった人生航路は、戦争という時代の荒波に翻弄された小舟のようでした。このような繊細な体で病気にもならず、よくも耐え抜いたものと感心しながら聞いたものでした。

美代子さんは、健康にあまり自信がないので農家に嫁入りすることは全然考えたことがなく、サラリーマンの人と結婚することを夢見ていたそうですが、運命の皮肉と申しましょうか、農家のご長男と結婚することになったのです。

農家のご長男ではありましたが、郡内の地方事務所に勤める公務員で、ゆくゆくは実家を出てサラリーマン生活をする人だ、と仲人さんに言われて結婚する気になりました。いざ結婚してみましたら、時代は戦時中であったため、わずか三ヵ月あまりでご主人に召集令状が来て、あわただしく戦地に出征してしまわれました。以来、嫌いであった農作業を続けるはめになりました。

今ごろの人ならばすぐに実家に帰るのでしょうが、戦時中のことですからお嫁さんが出征兵士の嫁ぎ先を守るのは当然の義務と考えられていたのです。実家に帰るということになると、周囲の人から白い目で見られるという時代でした。美代子さんも、仕方なく歯をくいしばって慣れない農作業を続けられました。

嫁ぎ先のご両親が実に良くできた人で、農作業を全然知らないお嫁さんに、仕事の順序や要領など丁寧に優しく教えてあげ、まるで我が子のように可愛がってくれたそうです。この優しいお二人によって、か弱い美代子さんも農作業にだんだん慣れることができたと言われます。

肝心のご主人からは戦地に赴くときに簡単な葉書が一通届いたきり、その後音信がありません。生死のほども定かでないままに昭和二〇年になり、稲の植え付けもようやく終わってホッとしたころ、過労がたたったのか、お舅さんが突然亡くなってしまいました。

八月一五日に悪夢のような戦争がようやく終わりました。ご主人の安否は依然として分かりません。頼りにしていたお舅さんが亡くなり、やがて来る秋の農繁期をひかえて途方に暮れていたところ、九月のある日、日焼けした顔に髭ぼうぼう、よれよれの軍服をまとったご主人が、何の前触れもなく突然帰って来られました。

あまりの変わり様で、美代子さんはどこかの乞食が来たのだと思ったのです。ご主人はご主人で、結婚生活わずか三ヵ月のお嫁さんが何年も嫁ぎ先を守っていようとは夢にも思わず、どこかよそのおばさんが来ているのだと思いました。

正真正銘のお嫁さんと分かったとき、感激のあまり人目も憚らず、美代子さんの手を固く握りしめて、ありがとう、ありがとうと言いながら大声で泣き出し、美代子さんも涙の流れ出るのをどうすることもできなかったそうです。

生還したご主人は、お父さんが亡くなっていたために実家を出てサラリーマン生活をすることはできなくなり、さりとて公務員を辞めることも惜しまれ、結局勤めながら農業をするということになりました。

ご主人の働きぶりはすさまじいほどで、日曜日はもちろん平日でも出勤前の朝仕事、帰宅後の夕仕事など休むことなく働き通したのです。美代子さんも、不満があっても文句の言いようもなく、どちらかと言えばひ弱な体でしたが、ご主人の働きぶりに引きずられて生きてきたようなものだ、と笑いながら話してくれました。

ご主人がよく働いたので経済的には裕福で、三人のお子さんを立派に成人させ、昔ながらの古めかしい住宅も集落では一番初めに新しい立派な住宅に建て替えられたのです。

それほど働き通されたご主人は、幸いにして健康で病気一つしたことがなく無事に定年を迎えました。悠々自適の幸せな老後の生活を夢見ていたにもかかわらず突然脳卒中になってしまったのです。自分のことはかろうじてできる程度ではありましたが、何分にも言語障害があり意志の疎通が十分にできないために、人が変わったように絶えず不機嫌で美代子さんに当たり散らすという状況で、美代子さんの心労は大変なものでした。

働き通してこられた人が、悠々自適の老後を前に病気に倒れるというのは、世間にはよくあることなのです。それが、私が、病気の治療もさることながら、病気の予防が大切なのだと、みなさんに常に言い続けている所以《ゆえん》です。ご主人も、その後私のところに通うようになりました。その体は、若いころから働き通してきただけあって、しっかりした骨格・筋肉で、発病前にマッサージを始めていたならと思ったものでした。

ご主人は病気ひとつせず、お医者に行ったこともなく、病気になることなど全然思ってもみなかったと言われます。美代子さんは自分が先に病気になると思っておりましたのに、元気なはずのおじいさんが先に病気になるなんて不思議なことですと言っておられました。私が平素から言っていることで、病気の原因は体質にあって、表面上の強い弱いはあまり関係がないのです。このようにして、大島さんはご夫婦で通って来られるようになりました。

美代子さんの病気を予防し、ご主人の悪化を防ぐことを目標にマッサージを続けました。この目標は六年間はまで達成できたのですが、その後ご主人の認知症が急速に進み、よその畑で大根や白菜を採ったり、よその留守宅へ上がり込んでグーグー寝ていたりするようになりました。やむを得ず施設に入所となりましたが、二年ばかりして亡くなりました。

美代子さんは、その後も通い続けましたが、一五年になったころ、さすがに全身的に体力が弱り通うのが負担になり出したと言われますので、ご希望に添って自宅への出張治療に切り替えました。

自宅へ伺ってみますと、お嫁さんは、お義母さんである美代子さんへの対応や全盲である私への対応も至れり尽くせりの心配りで、私も感心させられるほどの素晴らしい人でした。私は美代子さんに、

「お宅のお嫁さんはよくできた人で、寝たきりになっても粗末にするような人ではないが、下の世話などさせないように、毎日少しでも歩かにゃあいけんよ」

と、日ごろから言っていることを重ねて申しました。美代子さんもずっとその努力をされたことが、ひ弱な体でありながら寝たきりにならなかった要因の一つであろうと思っております。

日曜ごとの出張治療は約二年半続きました。美代子さんは無類の歌好きで私に歌を所望されます。私も歌が好きでしたので、請われるままに歌ったりしました。美代子おばあさんにとっても私にとっても楽しい時となり、今では懐かしい思い出です。

八六歳になった平成一七年一一月のある日曜日、いつものように私は出張して、マッサージをし、歌を歌い、世間話をして、楽しい時間を過ごして帰りました。

これが最後の時になりました。その二日後に眠るような死を遂げられたのです。息子さんがわざわざ私のところに来られて、

「おかげさまで、きれいな死に方をさせていただき、本当にありがとうございました」

と言ってくださいました。

美代子さんは、月曜日の夕刻、家族と一緒に夕飯を食べ、その後、浴室で衣服を脱ぎ、何故か浴槽には入らず洗い場でしばらく体を清め、そのまま寝室へ行って眠りについたそうです。翌朝、なかなか起きて来ないので寝室に行ってみたところ、上を向いた状態で、布団の乱れは少しもなく、眠ったままの穏やかな顔で亡くなっていたと、息子さんがそのように話してくださいました。

元気とはあまり言えない人が、病気にもならず寝たきりにもならず、家族にやっかいをかけることもなく、八六歳で大往生を遂げたわけです。私が夢とし課題としてきたことが現実となりました。大島美代子おばあさんに感謝し、ご冥福をお祈りしている次第です。

その二　奥村仁さんの大往生ほか

奥村仁さん（第4章・その一、第1章・その四）がついに亡くなりました。ある程度の覚悟はしていましたが、いざ亡くなってみますと私の心の衝撃は大きく、奥村さんは私にとってご縁の深い人であったと今さらながら思い知らされました。

二三年前に始めて来られた奥村さんは、初対面でありながら何年も前から知り合っていたような気安さがあり、いろいろなことを話し合ったりしました。その日から毎週一回、死の一〇日前まで通って来られました。私を信じてくださったことと、そのひたむきな姿はいとおしく懐かしく、いつまでたっても忘れることはできません。

奥村さんは、最初は糖尿病で、後にはガンの治療のために通って来られました。ここでは、その後の経過のあらましを述べたいと思います。奥村さんはガンが発生したものの、レーザーを使うという担当医の申し出を断り、ご親戚の反対を押し切って私の自然療法に命を委ねられました。この選択は一応成功し、めっきり痩せていた体重も元どおりとなり心身共に回復し、検査の結果ガンの進行も停止していることが分かりました。

私としても奥村さんの期待に添えたと安堵したわけです。しかし、それも束の間、それまできっぱりやめていた酒をまた飲み始めたのです。実は、奥村さんにとっての酒は、若いころから必要欠くべからざるもので、ある程度中毒になっていたのかも知れません。

数ヵ月間酒を断っていたと言うことは、奥村さんにとっては大変に苦痛なことで、我慢も限界に来ていたようです。ガンの進行が停止していると分かると、ついに我慢がしきれずにまた飲み始めたわけです。

これ程までに好きな酒を私が注意しても始まらないこと。たとえ結果が最悪のものになっても、奥村さんとしては本望ではあるまいかと考えて、飲酒についての注意めいたことを言う代わりに、どんな状況でもガンの苦痛を和らげ、一日でも長く、その最後も安らかであるようにという目標を定めて治療を続けることにしました。

飲酒を再開したのが昨年の六月でした。一一月末までは小康状態を保っていました。毎日適当な運動を、と私が言っていましたので、奥村さんも農作業にいそしんだり山へ行って風呂の薪を作ったり、それなりに努力した結果であると思っています。

ところが、一二月から二月までの三ヵ月間は、家にこもって朝から酒ということになってしまいました。この時にガンが急速に進行してしまったのです。しかし、表面上は不思議なほどに何の異変も現れません。体重が減少したのが分かったので、奥村さんに尋ねましたが、痛みも苦しみもないということでした。食欲がなくなり、二月になると柔らかく煮た餅一個と少しの野菜くらいしか食べられなくなりました。三月初めからは、診療所で毎日栄養補給の点滴を受けました。

それを聞いて最終段階が近いと予測して、せめてお声を録音しておきたいと思って録音装置を準備しておきました。ガンの末期ですから、最後の日は重大な異変が現れて明瞭に分かるものと思っていましたが、不思議なことにそのような変化は少しも起こりません。

三月が過ぎ四月も半ばを過ぎ、平成二〇年四月二一日に車を運転して出られた奥村さんはいつもと少しも変わらぬように思えました。声が少しかすれて聞こえました。たいしたことではないと思いましたが、万一を考え録音装置のスイッチを入れました。話の内容はいつもと同じで、屈託のない調子でたくさんのことを話して帰られました。やはり最後の日ではなかったと思いましたが、実はこの日こそ私のところに通われる最後の日であったのです。

その日、奥村さんが話されたのは、自衛隊に行っている孫が休暇で帰っていること。彼はなかなかの元気者で、茶碗に山盛りの飯を三杯くらい平気で平らげること。田植えのときには三男が嫁さん同伴で必ず手伝いに来て賑やかな田植えが始まること。イノシシがたくさん出てきて筍を掘られてしまい人間様は食わしてもらえないこと。

さらに、ことしは町内も隣町も死ぬ人が多いこと。診療所で点滴をしている間いろいろな人間模様が見られること。認知症になりかけた人が幾人かいてとんちんかんな会話が聞かれること。私が治療院の窓辺に餌台を作ってクズ米をまいて雀に与えていますが、その隠れ場となるように植えたモッコクの木に数十羽が群がって、代わる代わる餌台に来て米をついばんでいること。同じ糖尿病の同級生が亡くなって一〇年になること。

また、力づけてくれる仲間がいておまえはしっかりせにゃあ、初盆に間に合うようなことになっちゃあいけんぜ、と言ってくれることなど。時には弾んで、時には嬉しそうに、またおかしそうに笑い声を立てて、あるいはまたしんみりとしみじみと話されました。その人が一〇日後には亡くなるということは想像もできないことでした。私の治療が終わると、何とも言えん、ええ気持ちですわ。と満足しきった言葉を残してくださったのです。

一週間後、私のところへ出られる前に診療所へ行かれ点滴を受けるために車に乗ってアクセルを踏んだところ、足の力がない。息子さんに連れて行ってもらったところ、すぐ入院しなさいとお医者さんに言われて入院となりました。

足が弱っているとは言うものの、歩行には差し支えはありませんでした。翌日になり、少し熱が出たので病院から要請があり、奥さんも付き添いに出られました。三日目には見違えるほど調子が良くなり、日曜でもあったので朝から多くの人が見舞いに来たと言います。その一人ひとりに終始和やかに応対され、この分なら良くなって退院できるのではないかと奥さんは思ったほどだったそうです。

ところが翌朝は、前日の疲れが出たとみえて眠り続けました。午後になって看護師さんが来て、体を拭く間しばらく奥さんが部屋の外の廊下に出ました。暫くすると、早く来てくださいという看護師さんのあわただしい声が聞こえ、奥さんが急いで病室に帰ってみたところ、奥村さんはすでに虫の息、そのままあの世へと旅立って行かれたと言うのです。

このようにして奥村さんは亡くなられました。ガン患者でありながら、好きな酒を好きなだけ飲み続け、痛みも苦しみもなく安らかに亡くなりました。

この素晴らしい最後は、奥村さんが私を信じて二三年間もの長い間通い続けた結果ではなかったかと思っています。今はただ万感を込めて、長い間ご苦労様、安らかにお眠りくださいとお祈りするばかりです。

マッサージが病気の予防および治療に有効であるということは、臨床経験によって何程か立証できたと思っています。その結果として、安らかな死も期待できるのではないかとも思っておりました。大島美代子さんに続いて、その後平成一九年末から平成二〇年七月にかけて、私がマッサージを続けていた四人のおばあさんが亡くなりましたが、すべて自宅で安らかな死を迎えられました。これによって、マッサージが安らかな死をもたらすためにも有効であると言うことが立証されたと思い、治療師としての私の夢と課題が達成されたものと、これらの方々に感謝申し上げ、ご冥福をお祈りしている次第です。

大島美代子さん　……病歴なし、当院への通院一七年六ヵ月、うち二年六ヵ月は自宅への出張治療（その間の入院歴なし）夜間就寝中に逝去、前夜何の異常もなし、享年八六歳。

山岸　敏子さん　……パーキンソン病、当院への通院二一年うち一年は自宅への出張治療（その間の入院歴一回一週間）、夜間就寝中に逝去、前夜何の異常もなし、享年八三歳。

谷口美佐子さん　……リウマチ・心臓病、当院への通院二〇年（その間の入院歴なし）、就寝前に逝去、体調の不調を訴え病院に搬送中に逝去。夕食時には何の異常もなし、享年八一歳。

瀬川　喜美さん　……脳卒中・心臓病、通院一七年（その間の入院歴二回、三日間と一昼夜)、夜間就寝中に逝去、前夜何の異常もなし、享年七五歳。

大山　美子さん　……通院二〇年六ヵ月（その間の入院歴なし)、二〇年前ガンのため子宮摘出、午後うたた寝中に逝去、昼食時何の異常もなし、享年八六歳。

大島美代子さん以外の方は病気を持っていたにもかかわらず長期の入院もなく、寝たきりにもならず、ご親戚のやっかいにもならず、安らかな死を迎えられました。奥村仁さんも安らかな死でありましたが、自宅で死を迎えられた方だけを記載いたしました。

第11章

理想的な病気予防の実例

その一　二六年間の通院率九九・四％の吉野ヒナ子さん

私の治療院には、病気の治療が目的の人も来られますが、病気の予防が目的の人も多く来られます。吉野ヒナ子さんは、病気予防の第一号の女性です。最初は、ただ単に肩こりをほぐすための来院でした。年齢は四五歳で女盛りの年代でしたが、首や肩のあたりがこっているだけでなく、体全体の筋肉が硬直しています。

このような体質の人は、動脈硬化から脳卒中の危険性が心配されます。脳卒中になりやすい体質といえば肥満体を考えるのが一般的かと思いますが、中肉や痩せている人でも全身の筋肉が極端に硬直している人も脳卒中の危険性があります。

脳卒中の症例（第3章・その二）で述べた林田千鶴さんも、吉野さんもそのような体質の良い例です。吉野さんのお母さん五〇歳半ば、脳卒中で亡くなったとのことですから、吉野さんもその体質を受け継いでいると考えた方がよいでしょう。

ところで、吉野さんは、小学校六年生のとき美容院を経営しているおばさんに養女として迎えられました。何不自由なく成人した後、当時土建会社の専務さんであった人と結婚して、二人の息子さんにも恵まれました。その養育のかたわら美容師の資格を取り、ほどなく年老いた養母のあとを継いで美容院を経営するようになりました。もともと聡明で親しみやすい人柄が人気を呼び、二人の従業員を雇い入れるほどの盛況となりました。

四〇歳そこそこで総檜造りの豪華な家を新築したり、アパートを建てたりするほどの活躍でした。しかし、その反面、健康状態はあまり思わしくなく、耐え切れぬほどの肩こり症状や違和感や不快感がありました。疲れやすく、とくに冬になると必ずと言っていいほど風邪を引いて仕事も休まねばならなくなるといった状況でした。

お医者さんに行って検査をしてみても、これといって病気は何もないと言われます。結局、働き過ぎだろうから仕事を加減するようにと言われ、その通りに仕事であまり無理をしないようにしてみても、症状は一向に変わりません。健康器具や健康食品をいろいろと買って試してみても、あまり効果がありません。

健康に関する書籍をいろいろと読みあさって、食べ物と運動とに気をつけるようになりました。タンパク源としては、牛肉や高級魚を避け、鰯や鯵などの大衆魚を選ぶ。果物や野菜などは、ビニール栽培で早出しされたものや防腐剤で貯蔵されたものは避け、それぞれの適期に生産された新鮮なものを選ぶ。調味料は、玄米酢や昔ながらの手作りの醤油を用いる。運動では、水泳やダンスを続ける。など、努力家である吉野さんに相応しく、良いということは徹底的に試してみましたが、残念なことに、体調は余り良くならなかったのです。

これは世間一般には数多くあることです。体の不調が自覚されると、先ずお医者さんへ行きます。検査では何も見つからず、異常なしということになります。仕事の疲れだろうから、あまり無理をしないようにと言われます。その通りに、仕事を加減したり休んだりしてみると、確かに良くなる人もいますが、良くならない人もまた多いのです。

このような人に対しては適当な治療法がないのが、高度に発達した現代医学の盲点。吉野さんも健康に注意して、良いということはいろいろと試してみても一向に良くならず、困っていたわけです。私が治療院を開設したことを知り、肩こりをほぐすために来院されました。

まさかその日から二六年間も毎週一回通い続けるようになろうとは吉野さんも、まったく予想していなかったことでした。吉野さんも、最初のうちは私が提唱するマッサージ療法に対して疑問を持っていたようです。しかし、通っているうちに徐々に体調が良くなっていったので、その事実から納得して行ったようです。

吉野さんの体調は、最初は、大変な肩こり症。それに伴う不快感や違和感。また疲れやすく風邪を引きやすい。このような、いわゆる未病の状態が長く続いていたわけです。

マッサージを定期的に続けていくと、ひどかった肩こり症が徐々に消えて、肩こりに付随して生じていた不快感や違和感もいつしかなくなりました。冬になると必ず引いていたという風邪も引かなくなりました。全身の筋肉の硬直もほぐれて弾力を感じるようになり、このようになれば動脈硬化や脳卒中の危険性も少なくなったと考えてよいと思います。

吉野さんは七一歳になりますが、体型の崩れが少しもありません。平成二〇年に米子市でダンスの発表会があったとき、先生の相手役に抜擢されたほどです。先生と共に発表会のトリを務め、ダンスが終わっても拍手がしばらくの間鳴りやみません。吉野さんに、一人では持ちきれないほどたくさんの花束が贈られ、感動的なフィナーレであったそうです。素人である私には、ダンスの技術的な巧拙は分かりませんが、吉野さんの七一歳とは思えぬ体型が、先生の相手役に抜擢された要因の一つではなかったかと思っています。

順調であった吉野さんの体調ですが、二度だけ、ガンが疑われたことがあります。一一年ほど前に、町が実施している検診で、吉野さんは初めて人間ドックに入りました。エコーで調べたところ、膵臓から胃に通じる膵管が普通の人よりも太いということが分かりました。それが異常にふくらんでいると解釈されて、その原因がガンではないかと疑われたわけです。気丈な吉野さんも心の動揺は隠しきれないものがありました。私は長い体験からして、体内に何らかの病変がある人は、マッサージをすると微妙な異変が感じられるものですが、吉野さんにはそのような異変が少しもないので、あまり心配とは思いませんでした。

検査の結果は尊重しなければなりませんが、膵管に限らず臓器や器官の形状は十人十色ですから、吉野さんの膵管が普通の人よりも多少太いのも単なる特徴であるとも解釈できるのです。しかし吉野さんにしてみれば、詳しく検査をしてみないと安心できないわけです。当時、ロンドン大学の医学部博士課程在籍中の長男さんに、いろいろとメールで相談した結果、東京都の専門医を紹介され、そこまで出向いて精密検査を受けました。その結果、異常がないということで一件落着となりました。

また、昨年の夏のことですが、検便の結果、血液が混じっているということが分かり、大腸ガンが疑われ精密検査をすることになりました。この時にも吉野さんの体調に少しも異変がなかったので、大丈夫ということを私はお伝えしました。

吉野さんも以前ほどの動揺はなかったものの多少の不安はあったようです。検査の結果、何もないということが分かりました。二回とも私の勘が的中したわけです。さりとて、勘が絶対正しいなどと過信してはならないことは、治療師として常に自戒しているところです。

吉野さんは、病気の予防を目的とした臨床経験の貴重なモデルですが、ご自分が学んだ医学的な情報を伝えてくれた大切な人でもあります。今まで学んだことのない脳内モルヒネや活性酸素のことなどは、吉野さんが紹介してくれた専門書で学ぶことができました。

また最後の項のルーマニアの国立の病院のお話は、吉野さんが外国旅行の途中でわざわざ立ち寄り実際にマッサージの治療を受け、そのときの様子を詳しく教えてくださったものです。麻生元総理が健康管理の一環として、週一回のマッサージと、毎朝の散歩を続けているということも教えていただきました。麻生さんの健康管理法と、前項で述べた小泉さんの「栄養・運動・休息」という健康管理法は、私には興味あることです。五年後、一〇年後のお二人の健康状態を注目してみたいと思っています。このように、吉野さんは私には、貴重な情報源であり、心から感謝している次第です。

さて、私の治療院では、病気の治療を目的に通院する人は毎週一回、病気の予防を目的に通院する人は二週間に一回という基本的な通院回数を定めています。例外もあって、病気が重篤な場合は一週間に二回、反対に病気の人であっても症状が安定している場合は二週間に一度ということもあります。患者さんの症状により適宜変更します。

吉野さんの場合は病気の予防のための通院ですが、最初から毎週一回と定めて二六年間通い続けています。その通院率は九九・四%という驚くような数値になります。週一回で二六年間ですから一三〇〇回ほどになりますが、うち通院できなかったのはわずか八回。それは三年に一度の外国旅行のためなのです。まさかマッサージをするために飛行機で帰るわけにはいかないので、と笑いながら話していましたが、この外国旅行がなければ二六年間の長い間通院率一〇〇%となるわけです。週一回の通院は吉野さんにとっては健康を維持するための重要な生活習慣となっているようです。

その輝かしい成果として、七一歳とは思えぬほどのすばらしい体調を保ち得ているものと思っています。今後、この健康状態がどのように推移して行くかは、予測はできません。

週一回のマッサージに、バランスの取れた食事、適当な運動を続けておられ、私が提唱する「マッサージ・食事・運動」の三位一体の相乗効果で、一〇〇歳前後の天寿をまっとうされるのではないかと思っております。

八〇歳以上になれば、マッサージ療法も週二回に増やすと言われ、また大変の努力家でもありますので、食事・運動も実行されるでしょう。吉野さんこそ、健康・長寿・安らかな死という理想的な天寿をまっとうされる人であると確信しております。

その二　ガン予防の実例、仲本昌也さんのこと

二一世紀は病気の予防の時代と言われています。予防方法は、簡単でかつ有効なものでなくてはなりません。病気の原因に対する私の仮説を前書きに述べました。

その治療法・予防法としてマッサージという自然医療が有効であろうと考え、臨床の場において二六年にわたって実施してきました。ここではガンの「予防」一筋に一八年間私のところに通いつづけている仲本昌也（第5章・その三）さんの例をお話します。

仲本さんとのご縁は佐藤正吉（第1章・その二）さんのご紹介で始まりました。

佐藤「ガンを心配しちょう人がおんなはるが（心配している人がおられるが）先生ちょっこしみてあげなはらんかな（ちょっとみてあげられませんか）？」

私「どこのガンですか?」

佐藤「いやあ、まだガンにはなっちゃおりませんだども(なってはいないけれど)、親父さんや兄貴さんがガンで死んじょいますだけん(死んでいますので)、そいで本人さんも心配しちょうわけですがな(心配しているわけです)」

ということは、予防のために来られるということになり、もし実現すればガンの予防を目的とした臨床経験の貴重なモデルになります。私は大歓迎です。ぜひ来ていただくようにと佐藤庄吉さんにお願いしました。

その後間もなく来院した仲本さんに私は次のような私の持論をお話したと思います。

一、ガンの遺伝はないが、いろいろな病気になりやすい体質の遺伝はあり得る。

二、その病気も、成長期にはなかなか発病しがたい。

三、発病は中年を過ぎ老化が進み、神経系や循環系の機能低下によって始まる。

四、従って病気の予防および治療をするにあたっては、神経系や循環系の機能の衰えを調節することを基本とする。

五、そのためにはマッサージ療法が最適である。

その日以来、週一回金曜日の午後五時と日時を定め、定期的に通われることになりました。

私が佐藤さんから聞いた仲本さんに関する予備知識は、大学を出てすぐに銀行に入社したこと。採石事業を経営していたご父君と兄君が相前後してガンのために亡くなったこと。

そのため、将来を大いに期待されていた銀行を辞めて現在は採石事業の経営に専念していること。若いけれども頭の切れる信用のおける社長さん、といった程度でした。

その後の一八年に私が感じた実像の仲本さんは、この予備知識を超えて実直な人でした。通院生活一八年のうち当初の一四年間は通院率一〇〇%です。本来の採石事業の他に多くの公的な役職を引き受けていて毎日が多忙な中でのこの記録です。

また、何らかの疾患があるわけではなく、純粋に予防を目的とした通院での記録です。ただし、「金曜日の午後五時」という定位置を、木曜日に変えたり、土曜日に変えたり、時間変更はしばしばでした。私は、「時間変更の常習犯」と言っていましたが、仲本さんは一向に構わず、いつも当然のように時間変更を押し付けてきました。ある時には日時の折り合いがつかず大晦日に来院ということもありました。

平成一二年一〇月の鳥取県西部大地震の時のことです。地震発生時刻は午後一時過ぎ、幸いに来客はなく、突然の大揺れに素早くベッドの下に身を潜めて揺れの収まるのを待ちました。そのうちに玄関のガラス戸が外れて大きな音と共に倒れ、室内の戸障子も外れてバタバタと倒れるなど生きた心地もしませんでした。

大揺れが収まりホッとしていたところへ、娘と妻が車で駆けつけてくれました。取り敢えず外れた玄関のガラス戸や室内の戸障子を立て直して、乱雑にちらかった室内をざっと整理し臨時休業の木札を玄関に吊るして自宅に帰りました。

ところが何と、その日が仲本さんの予約日で、ご本人は五時にきっちりと来院されたというのですから驚くほかはありません。当日予約の四人の方は一人として来院されませんでした。無論、私が帰宅して不在だったために仲本さんは治療を受けることなく帰ったわけです。

近年になってある地方自治体の議員となり議会内で重要なポストを引き受けたため、通院率一〇〇％は難しくなりました。それでも、今なお高い比率で実直に私のところに通って来ます。

仲本さんの健康状態の推移は一体どうなっているでしょう。目的はガン予防ですが、幸いにして一八年間ガンの兆しはありません。毎年ガン検診を受けますが、その都度異常なしということ。ガン予防だけではなく、この一八年間はそのほかの病気の予防にもなっています。

普通は、病気がなければ健康であると言います。実際にはいくら調べても病気はない、しかし調子が悪いという人はたくさんいます。東洋医学ではこれを未病と言います。発病寸前の状態と理解してよいかと思います。年齢的には中年以後、歳を重ねるにつれ多くなる現象です。

仲本さんが一八年前に来られた時の健康状態は、上中下の三段階に分けるなら中程度。

その後徐々に改善されて一八年後の今日では上の上、絶好調な状態になっています。

年齢もすでに六〇歳代に入り、一般的には初老期の年代で、無病であっても徐々にどことなく体調が衰え始める年代です。仲本さんには、それが全然みられません。傍目には無理と思われるような過密なスケジュールでも平気でこなせます。過労で亡くなった議員さんが三人いますが、仲本さんは、その方々以上に過密で多忙な日々を送ることがしばしばあっても、病気につながることもなく健康で今日にいたっています。

これは、一八年間マッサージを続けた成果であろうと思っています。それは、仲本さんだけでなく、私のところに通い続けているすべての人が良い健康状態にあるからです。

しかし、いかに優れた健康法でも一〇〇%確実ということは絶対にあり得ません。この良い状態をいつまで保てるか、それは私にも分かりません。ただ一人仲本さんだけは「絶対に大丈夫、病気にはなりません」と自説を曲げません。仲本さんは信念の人でもあります。おそらくはご自身の健康管理については固く期するところがあるに違いありません。現在の良好な健康状態をいつまでも保持して社会のために十分ご活躍いただきたいと思います。

近況報告をあとがきにかえて

マッサージが病気の予防および治療に有効であるということは、古くから多くの医学者によって提唱され体系づけられ、すぐれた医療技術として、広く世界各地に普及して医療分野において重要な役割を果たしていたにもかかわらず、なぜ今日のように、肩こりをほぐしたり疲れを癒したりする程度の民間療法に陥ってしまったのでしょうか？

その原因は、結局西洋医学のめざましい発達によるものと私なりに考えました。西洋医学は人体を解剖学・生理学・病理学などから科学的に解明し、著しく効果のある薬物の開発と相俟って、いかなる疾患に対しても、迅速かつ的確に対応ができ治癒する確率も高く、その上各種医療保険制度が確立されて「病気といえば医師または病院」という社会的な常識が定着したものと思います。

しかし近年になって、高度に発達した西洋医学にも、さまざまなひずみが生ずるようになりました。それは余りにも科学的な療法や薬物に依存して、本来人体に具備している免疫力や自然治癒力を無視した医療によるものと思います。

今後の医療界の課題は、いかにして患者さん自身の免疫力や治癒力を高めるかということにあり、その兆しとして世界各国に於いて、従来軽視されてきた代替療法が注目を浴びるようになっているようです。

私は偶然にも、医師などの専門家によって、常識とされている病気の原因について疑問を持つようになり、私なりに考察を重ねた結果、その原因の第一は生まれながらの体質であり、第二は老化による自律神経の失調と血液の循環障害であると考えました。

一般的に病気の原因とされている「栄養のアンバランス」や「運動の過不足」は第三の原因、第四にストレスや肥満が続きます。この順序は、病気の発生頻度によって、私がランク付けたものです。それに対応するマッサージも繰り返しおこなうという人体生理に適合した方法を考えて二六年間、直接臨床の場において臨床経験を重ねた結果、本文に述べたとおり、予想以上の成果をあげることができました。

私が何故病気の原因をこのように考え、それに対応する療法としてマッサージを選んだか、また臨床の好結果が得られたか、その理由を述べてみたいと思います。そもそも人体はさまざまな組織や器官によって構成され、それぞれ異なった生理作用をおこなっているにも関わらず、有機的に連携し合って人体の恒常性を保持しています。生まれたとき、さまざまな組織や器官のすべてが健全ではありませんで、必ず強弱があるものです。しかし組織や器官には驚くほどの予備能力があり、そのため余程虚弱でない限り表面上は正常なのです。

ところが中年を過ぎ年齢が高くなるにつれて、自律神経や血液の循環の機能低下によって、生まれながらの弱い組織や器官から病気が発生すると考えました。老化による自律神経の失調と血液の循環障害が大きな誘因になると考えたわけです。

病気の原因と言われている栄養のアンバランス・運動の過不足・ストレスなどが、これに次ぐ誘因であり、病気の原因の第一は生まれながらの体質（組織・器官が一様に健全ではないということ）にあると考えました。

これに対して最も適した療法としてマッサージを選んだのは、多くの病気の発生が自律神経の失調と血液の循環障害を伴うからです。老化・栄養のアンバランス・運動の過不足・ストレスなども自律神経の失調と血液の循環障害を伴っているわけで、これを正常にするための療法としては、全身に適当な刺激を与えるマッサージが最適と考えたわけです。

老化は死にいたるまで少しずつ進行しますから、マッサージは繰り返しおこなうことによって必ず効果があると考えました。臨床経験が予想以上の成果を得たことは、このことの証明になると思っております。

第一に、マッサージを繰り返しおこない、自律神経や血液循環の機能低下を防ぐことにより、本来人体が具備している免疫力や治癒力が衰えないために、病気の予防および治療に効果があると思われます。

第二に、体内では絶えず活性酸素が発生して、細胞に損傷を与えていると言われていますが、酵素の働きで活性酸素が消去され傷ついた細胞が修復されて病気になることを防いでいます。老化が進むに従い、これらの生理作用が衰えて病気の発生につながりますが、マッサージを繰り返しおこない、自律神経や血液循環の機能低下を防ぐことにより、これらの生理作用がよみがえり、病気の発生や進行を阻止するであろうと思われます。

第三に、病気の発生前の違和感や不快感、また発生後の痛みや苦しみなどを和らげるために脳内からモルヒネ様の化学物質が分泌されると言われておりますが、この物質は心から笑ったり、人の喜ぶようなことを続けたり、また座禅のように精神を安定させたりするときにも分泌されると言われています。マッサージを繰り返しおこない自律神経や血液循環の機能調節をおこなった場合、より多く分泌されて病気の発生前の違和感や不快感、また発生後の痛みや苦しみなどを大いに緩和されると思われます。安らかな死を迎えることすら可能ではないかと思ったりしております。

これ以外にも、マッサージの好結果の理由があると思います。手で体に触れることの効果が研究されているとも聞きます。その科学的な根拠は、今後必ず専門家の先生方によって解明されるものと信じています。

ところで、近年になりまして一部のお医者さんや医学者の間で、自律神経の失調や血液の循環障害が病気の原因であると言われるようになりましたが、これに対してマッサージが有効であると説かれる先生はおられないようです。それだけ専門家の間ではマッサージの評価は皆無といっても過言ではありません。

このような中にあってマッサージが病気の予防および治療に有効であると説いておられる医師の方をお二人だけ知ることができました。お一人は、今から一〇年ほど前にラジオのニュースで聞きましたので、お名前を記憶しておりません。確かアメリカのお医者さんで、未熟児に対してマッサージが有効であると説いておられたとのことです。

これを受け、日本のある産科病院で未熟児に対してマッサージを試みたところ良い成績が得られたため、普通の赤ちゃんにも試みてやはり良い結果が得られたとのニュースでした。未熟児は生死もおぼつかないほどのはかない生命体です。いかにしてマッサージが未熟児に良いということを感知されたかは明らかでありませんが、私には体験的に十分に納得できることです。この発想を拡大すれば、未熟児や赤ちゃんに良いものならば病弱な大人や老人にも適応して悪かろうはずはありません。

もうお一人は、新谷弘美先生という胃腸病の専門医の方で長い間アメリカにおいてご活躍と聞き及んでおります。平成一七年に『病気にならない生き方』という本を出版されベストセラーになりましたが、このなかで、乳ガンの予防にマッサージが良いと述べておられます。

「乳ガンはコーヒー、牛乳、ヨーグルトなどの飲み物や肉食を好む人に多い。予防には、これらを控えることと、血液の流れが滞りやすい乳房に毎日5分くらいマッサージをおこなうこと。マッサージを続けた人で三十年来乳ガンになった人は一人もいない」（同書二〇五～二〇六頁）このようなアドバイスを乳ガンの専門医の方は果たしておこなっているであろうかと言う疑問も投げかけておられます。

血液が滞りやすい乳房を繰り返しマッサージし、乳ガンの発生を防ぐという新谷先生の考え方と、老化により血液の流れが悪くなる全身に繰り返しマッサージをおこなうことで病気の発生を防ぐという私の考え方は、基本的に一致するもので大変意を強くした次第です。

さらに私が意を強くすることを聞きました。それは、ルーマニア国立病院の運営に関わることです。一般的には、病院といえば医師、看護師、理学療法士などによって運営されているものですが、このルーマニアの病院は、医師、看護師、マッサージ師の三者によって運営されていると言うのです。その上にプールや運動場まで完備しており、この病院こそ二一世紀における理想的な病院であると私は思います。

マッサージは乳ガンの予防だけでなく多くの病気の予防に有効であり、ガン、脳卒中、心臓病、糖尿病、など多くの疾患さらに未熟児にまで治療効果・延命効果があるうえに、安らかな死の可能性さえも期待できるからです。我が国においても、このような理想的な病院が一日も早く設立されることを願ってやまない次第です。

私も開業以来満二六年が経過しました。この間に、ガンや重篤な脳卒中の患者さんの治療をおこない、良好な結果を得ることができました。しかし、このような重篤な患者さんの治療は、個人治療院では絶対におこなってはならないと思います。万一、悪化した場合は大変な事態に立ちいたります。やはり、病院内で主治医の指導の下でおこなうべきです。マッサージが有効であるにせよ、病院には行かないで、個人治療院に行くことは絶対にあってはならないと思います。ルーマニアのような病院が、日本においても一日も早く設立されることを願って止みません。

開業以来、病気になった人はわずかに三人です。その一人は重症の椎間板ヘルニア、ほかの二人は発病寸前の人でしたが、その後二十数年間発病することなく過ごしてこられて、いずれも八〇歳を過ぎてから発病されました。マッサージが長い年月にわたって発病を阻止し得るということの実証になると思っています。

現在七〇歳以上の方は約三〇人です。大部分の方は一五年以上、中には開業以来通っているという方もおられますが、いずれもお元気です。この方々は、病気にならないばかりでなく、年齢よりもはるかに若く見られます。病気で来られた方もありますが、病状が安定して進行がなく、従って入院ということもありません。

介護保険制度が発足した当時、対象となった人はただ一人、パーキンソン病の山岸敏子さんだけでした。山岸さんは約二一年間私のところでマッサージを続け、長期間入院されることもなく、寝たきりにもならず、平成一九年一二月三〇日に自宅において八三歳の天寿をまっとうされ、安らかにあの世へと旅立って行かれました。

心臓肥大で要支援のおばあさんもおられますが、この方も二二年間通い続けて、心臓肥大の進行もなく、要支援が要介護になることもなく、八五歳になりましたが今なお元気で通って来られます。私のところに通う人は、病気になるということはあまり心配していないようで、ほとんどの人は、安らかに亡くなられた方々にぜひあやかりたいと願っておられ、私のところにも最後の最後まで通い続けると言われます。

このようなことは私にとってはたいへんありがたいと思う反面、「マッサージによる病気の予防と自宅における安らかな死」という大変な課題を付託しておられるわけです。

私もすでに八一歳という高齢になっておりますので、今後いかほどの確率で皆さんのご期待に添い得るか分かりませんが、マッサージ療法の真価を問われていることでもありますので、より一層心を引き締めながら努力していきたいと思っています。

●著者紹介

米原　邦男（よねはら　くにお）

鍼灸マッサージ師

マッサージ治療師

最善《さいぜん》の自然療法《しぜんりょうほう》

自然治癒力《しぜんちゆりょく》を引《ひ》き出《だ》す命《いのち》のマッサージ

2010年10月16日　初版第1刷

著　者　米原《よねはら》　邦男《くにお》

発行者　比留川　洋

発行所　株式会社　本の泉社

〒113-0033　東京都文京区本郷2-25-6

電話 03-5800-8494　FAX 03-5800-5353

http://www.honnoizumi.co.jp/

印刷・製本　音羽印刷株式会社

ISBN978-4-7807-0641-3 C0047